文献ベースで歯科臨床の疑問に答える

チェアサイド

Q&A

予防歯科編 PART1

監著 於保孝彦　編著 予防歯科臨床教育協議会

クインテッセンス出版株式会社　2018

QUINTESSENCE PUBLISHING

Berlin, Barcelona, Chicago, Istanbul, London, Milan, Moscow, New Delhi, Paris, Prague, São Paulo, Seoul, Singapore, Tokyo, Warsaw

刊行にあたって

　少子高齢化にともなう疾病構造の変化が進むなかで、予防医療の重要性はますます増加している。人々の「病気になる前に予防をする」という意識は明らかに高まっており、われわれ医療スタッフは健康増進に関連する質問を受けることも多い。そこで、予防歯科臨床教育協議会では、歯科臨床教育における予防歯科の重要性を伝え、実践してもらうことを目的にいくつかの成書を発行してきた。

　協議会では、2016年よりクインテッセンス出版のご協力をいただき、雑誌『歯科衛生士』に「このエビデンスが知りたい！　予防歯科Q&A」という連載をスタートした。歯科衛生士を対象に、患者さんからの質問、臨床の疑問（Question）に対してエビデンスに基づいたAnswerを提示するという企画である。協議会メンバーおよび『歯科衛生士』の読者から募ったQuestionに対し、参考文献を引用してAnswerを作成した。そして今回、2016年および2017年に公表されたQ&Aをもとに文献追加等のレベルアップを行い、単行本としてまとめることになった。本書の活用により多くの患者さんが疑問点を解決し、口腔健康の増進に取り組んでいただくことを期待している。

　本書の発刊にあたり、執筆を快諾していただいた協議会メンバーに心より感謝申し上げるとともに、つねにていねいな編集作業を進めていただいたクインテッセンス出版歯科衛生士編集部スタッフの皆様に厚くお礼を申し上げたい。

2018年10月

於保孝彦

もくじ

刊行にあたって ・・・ 3
執筆者一覧 ・・・ 8

第1章　口腔衛生に関する疑問

ブラッシング
- Q01 ブラッシングは、どのくらいの時間行うよう指導すればよい? ・・・・・・ 10
- Q02 ブラッシングによる歯肉マッサージの効果は? ・・・・・・・・・・・・・・・・ 12
- Q03 食後30分以内のブラッシングは止めるべき? ・・・・・・・・・・・・・・・・ 14
- Q04 ヨーグルト磨きの効果はある? ・・・・・・・・・・ 16
- Q05 重曹磨きの効果はある? ・・・・・・・・・・・・・・・ 18
- Q06 ブラッシングができていれば、う蝕にならない? ・・・・・・・・・・・・・・・・ 20

歯ブラシ
- Q07 歯ブラシの選び方の基本は? ・・・・・・・・・・ 22
- Q08 手用歯ブラシと電動歯ブラシ、どちらがオススメ? ・・・・・・・・・・・・・・・・ 24

デンタルフロス
- Q09 デンタルフロスで歯に隙間ができる? ・・・・ 26
- Q10 ワックスの有無で、デンタルフロスをどう使い分ける? ・・・・・・・・・・・・・・・・ 28

歯磨剤
- Q11 歯磨剤の発泡剤がブラッシング時間に影響する? ・・・・・・・・・・・・・・・・・・・・・・・・ 30
- Q12 歯磨剤の清掃剤(研磨剤)が歯を削る? ・・・・ 32
- Q13 嫌がる子には歯磨剤を使わなくてもOK? ・・・・ 34

Q14 泡タイプや液体タイプの歯磨剤を使った
ブラッシング指導のコツは? ……… 36

Q15 歯科専売品と市販品、何が違う? ……… 38

Q16 歯周病菌に効く天然由来成分って
どんなもの? ……… 40

洗口液 Q17 歯周病予防に効く洗口液の選び方は? ……… 42

Q18 口臭予防の洗口液の成分って? ……… 44

Q19 洗口液のエッセンシャルオイルの
効果について知りたい。……… 46

Q20 洗口液は使ったほうがよい? ……… 48

第2章 生活習慣に関する疑問

食品 Q21 紅茶に牛乳を入れると
う蝕リスクを下げられる? ……… 52

Q22 砂糖の入っていない炭酸水も、歯に悪い? …… 54

Q23 アルカリ性食品は口腔内を酸性にしない? …… 56

Q24 科学的根拠のある歯周病予防目的の食品は
存在する? ……… 58

Q25 キシリトールガムの種類の違いは? ……… 60

喫煙 Q26 禁煙後、健康な歯肉を取り戻すまで
どのくらいかかる? ……… 62

Q27 禁煙後にできた口内炎への対応は? ……… 64

5

第3章　疾患・症状に関する疑問

歯周病　Q28　歯のない口腔内に歯周病菌はいない?・・・・・・・68

Q29　歯周病予防に必要な栄養素は?・・・・・・・70

Q30　歯周病検査における唾液検査の有効性は?・・・・72

Q31　加齢が歯周組織に与える影響は?・・・・・・・74

Q32　糖質制限は歯周病予防にもなる?・・・・・・・76

Q33　歯周病の原因となる細菌の表記は
どう使い分ける?・・・・・・・78

Q34　妊娠中の歯肉出血は防ぎようがない?・・・・・・・80

う蝕　Q35　う蝕になりやすいのはなぜ?・・・・・・・82

Q36　ミュータンスレンサ球菌の母子伝播を
防げば、子どもはう蝕にならない?・・・・・・・84

色素沈着　Q37　歯の表面にステインが付着するのはなぜ?
予防法は?・・・・・・・86

Q38　小児の歯頚部にみられる黒い沈着物は何?・・・88

口腔乾燥　Q39　要介護高齢者の口腔乾燥への対応法は?・・・・・90

Q40　頭頚部放射線治療による
口腔乾燥への対応法は?・・・・・・・92

口臭　Q41　子どもの口がにおうのは何が原因?・・・・・・・94

舌苔　Q42　舌苔はそのままにしていても大丈夫?・・・・・・・96

摂食障害　Q43　摂食障害による口腔内への影響は?・・・・・・・98

第4章　検査・処置に関する疑問

シーラント　Q**44**　シーラントが外れた歯は、
　　　　　　　　　　　う蝕になりやすい? · · · · · · · · · · · · · · · 102

　　　　　　　　Q**45**　シーラントをしても小窩裂溝の底に
　　　　　　　　　　　残った細菌でう蝕になる? · · · · · · · · · · · 104

　　　　　　　　Q**46**　防湿方法によって、シーラントの持ちに
　　　　　　　　　　　違いは出る? · · · · · · · · · · · · · · · · · · · 106

フッ化物　Q**47**　フッ化物塗布とフッ化物洗口は
　　　　　　　　　　　併用すべき? · · · · · · · · · · · · · · · · · · · 108

　　　　　　　　Q**48**　フッ化物の人体への影響は? · · · · · · · · · 110

　　　　　　　　Q**49**　フッ化物には象牙質う蝕の
　　　　　　　　　　　予防効果もある? · · · · · · · · · · · · · · · · · 112

エックス線検査　Q**50**　サポーティブケア患者さんへの
　　　　　　　　　　　エックス線検査の頻度は? · · · · · · · · · · · 114

索引 · 117

執筆者一覧

監著
於保孝彦 　　鹿児島大学大学院 医歯学総合研究科 予防歯科学分野

編著
荒川浩久 　　神奈川歯科大学

安細敏弘 　　九州歯科大学 歯学科 地域健康開発歯学分野

伊藤博夫 　　徳島大学大学院 医歯薬学研究部 予防歯学分野

岩崎正則 　　九州歯科大学 歯学科 地域健康開発歯学分野

大澤多恵子 　神奈川歯科大学

小島美樹 　　梅花女子大学 看護保健学部 口腔保健学科

小幡純子 　　鹿児島大学大学院 医歯学総合研究科 予防歯科学分野

角田聡子 　　九州歯科大学 歯学科 地域健康開発歯学分野

川下由美子 　長崎大学病院 周術期口腔管理センター

川戸貴行 　　日本大学 歯学部 衛生学講座

北村雅保 　　長崎大学大学院 医歯薬学総合研究科 口腔保健学分野

久保庭雅恵 　大阪大学大学院 歯学研究科 予防歯科学

齋藤俊行 　　長崎大学大学院 医歯薬学総合研究科 口腔保健学分野

邵 仁浩 　　九州歯科大学 口腔保健学科 学際教育推進ユニット

田中秀樹 　　日本大学 歯学部 衛生学講座

玉木直文 　　徳島大学大学院 医歯薬学研究部 予防歯学分野

中井久美子 　日本大学 歯学部 衛生学講座

中野 由 　　鹿児島大学病院 口腔保健科

長田恵美 　　鹿児島大学病院 口腔保健科

永田英樹 　　関西女子短期大学 歯科衛生学科

西山 毅 　　鹿児島大学大学院 医歯学総合研究科 予防歯科学分野

福井 誠 　　徳島大学大学院 医歯薬学研究部 予防歯学分野

福田英輝 　　長崎大学大学院 医歯薬学総合研究科 口腔保健学分野

古田美智子 　九州大学大学院 歯学研究院 口腔予防医学分野

三木かなめ 　徳島大学大学院 医歯薬学研究部 予防歯学分野

森田 学 　　岡山大学大学院 医歯薬学総合研究科 予防歯科学分野

山下喜久 　　九州大学大学院 歯学研究院 口腔予防医学分野

山本龍生 　　神奈川歯科大学大学院 歯学研究科 口腔科学講座

第 **1** 章

口腔衛生に
関する疑問

Q01
▼
Q20

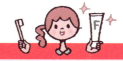

ブラッシングに関する疑問

Q01 ブラッシングは、どのくらいの時間行うよう指導すればよい？

ブラッシングの目安として「1回3分」と指導していますが、根拠はあるのでしょうか？

A01 指導対象によって、時間もブラッシング方法も変える必要があります。

回答：福田英輝、齋藤俊行

　個々の患者さんに対するチェアサイドでのブラッシング指導と、集団指導とでは状況が異なりますので、答えは1つではありません。たとえば、初めて来院した重度歯周病の患者さんと、乳幼児の保護者たちとでは、まったく異なることがおわかりいただけると思います。

　28本の歯を、少しずつずらしながら2本ずつていねいに磨いていくとして、2歯面を30秒ずつ磨けば14分になりますが、10分以上というのは長いですよね。

　筆者らは、歯周病の患者さんに対しては、マッサージの効果も期待して、歯磨剤を使わない「ながらブラッシング」を指導しています。唾液は飲み込んで構いません。バイオフィルムを1日1回完全に除去できれば、次に初期定着菌が定着するのに1日程度の時間がかかりますが、これらの菌は病原性の低い善玉菌ですので問題にはならないのです[1]。

　う蝕に対しては、フッ化物配合歯磨剤を使用したブラッシングを指導します。フッ化物配合歯磨剤では、少なくとも30秒から180秒の間は、ブラッシング時間が長くなるほど口腔内のフッ化物量が増加することと、その後1時間程度、フッ化物濃度の高い状態が維持されることが確認されています[2,3]。ですから、う蝕リスクに対しては、「3分間の歯磨きに追加して、歯間ブラシやデンタルフロスを利用しましょう」というのが一般的な指導内容といえます。

▼この答えの根拠となる文献はコレ！

1. Ritz HL. Microbial population shifts in developing human dental plaque. Arch Oral Biol 1967；12(12)：1561-1568. **PMID** 5237337（プラーク成熟過程における細菌構成の推移）

　プラーク形成の初期段階は、好気性・通性嫌気性菌が主であるが、プラークの成熟ともに偏性嫌気性菌が優勢になることを示した。

2. Creeth JE, *et al*. The effect of brushing time and dentifrice on dental plaque removal in vivo. J Dent Hyg 2009；83(3)：111-116. **PMID** 19723429（ブラッシング時間と歯磨剤がプラークの除去に及ぼす影響）

　一般的に2分間のブラッシングが推奨されているが、平均では45秒しか磨いていないとの報告もある。指導の際、少なくとも3分間に延ばすことは臨床的に有意な効果がある。

3. Zero DT, *et al*. The effect of brushing time and dentirfice quantity on fluoride delivery in vivo and enamel surface microhardness in situ. Caries Res 2010；44(2)：90-100. **PMID** 20160441（ブラッシング時間と歯磨剤の量が、エナメル質表面へのフッ化物の供給と微小硬度に及ぼす影響）

　フッ化物配合歯磨剤では、少なくとも30秒から180秒の間は、ブラッシング時間が長くなるほど口腔内のフッ化物量が増加すること、その後、1時間程度は高い濃度が維持されることが確認されている。

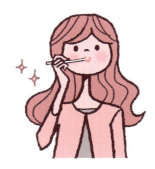

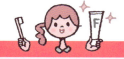

ブラッシングに関する疑問

Q02 ブラッシングによる歯肉マッサージの効果は？

ブラッシングには、歯肉を物理的に刺激するマッサージ作用も期待されると言われています。実際、歯周病の予防や治療に、どの程度の効果や意義があるのでしょうか？

A02 物理的刺激による歯周ポケットの傷の修復、炎症の軽減が期待されます。

回答：森田 学

　歯肉マッサージが歯周局所にどのように影響するのかについては、動物実験でいくつか確認されています。

　まず、歯肉の外縁上皮が直接歯ブラシで刺激され角化が亢進することで、細菌が外縁上皮の表層を通過しにくい状態になります。細菌に対する防御機能が亢進すると考えてよいでしょう。

　次に、歯肉の外側からの刺激で、接合上皮細胞や結合組織中の線維芽細胞が間接的に物理的刺激を受ける結果、これらの細胞の増殖活性が高まること[1]が確認されています。歯周病患者の歯周ポケット内では、内縁上皮が破壊され、傷や潰瘍ができています。歯肉マッサージによって内縁上皮の細胞や線維芽細胞が増殖し、その傷が修復されると期待できるのです。また、酸素飽和度や血流量が高まり、炎症が軽減することは、動物のみならずヒトを使った実験[2]でも確認されています。

　臨床研究でも、物理的刺激の弱いデンタルフロスよりも、歯間ブラシを使った場合の方が、歯周炎の軽減が著しいと報告されています[3]。刺激によって歯周組織が"強くなった"と考えられます。

　ブラッシングでは歯肉マッサージをしながら同時に、プラークを除去します。そのため、マッサージ効果とプラーク除去効果についてそれぞれを独立で評価するのは難しいです。とはいえ、どちらの効果もブラッシングの重要な役割です。ブラッシングでは、「細菌の除去」がとかく注目されやすいのですが、「マッサージ効果」も忘れずに患者さんに伝えてください。

▼ この答えの根拠となる文献はコレ！

1. 渡邊達夫（編）. 新しい予防歯科 コンセプトとエビデンス. 歯科医療 2009；23 (4)：3-56.

　イヌを使った動物実験で、歯ブラシを使わず（歯肉を機械的に刺激することなく）手用器具を使ってプラークを除去した場合と、歯ブラシで歯肉をブラッシングした（機械的に歯肉を刺激した）場合とで、歯周組織の変化を比較した。その結果、歯肉を機械的に刺激することで、接合上皮細胞や線維芽細胞の増殖能が有意に高まることが確認された。

　また、刺激の波及する範囲は、歯ブラシの毛先の当たる部位からわずか0.5 mm程度離れた場所までにとどまった。すなわち、ブラッシングによる刺激には周囲への波及効果がかなり限定されていることから、歯肉マッサージ効果を得るには、目標とする部位に毛先を直接到達させて刺激することが必要であると示唆された。

2. Hanioka T, *et al*. Mechanical stimulation by toothbrushing increases oxygen sufficiency in human gingivae. J Clin Periodontol 1993；20(8)：591-594. **PMID** 8408721 （ブラッシングの機械的刺激はヒト歯肉の酸素飽和度を高める）

　200 gの力で10秒ブラッシングすることで、ヒト歯肉の酸素飽和度が約6％高まり、その状態はブラッシング後も約25分間持続した。炎症のある歯肉の酸素飽和度は健康な歯肉より有意に低かったが、ブラッシング後は、数分以内に健康な歯肉の酸素飽和度に達した。

3. Jackson M.A, *et al*. Comparison of interdental cleaning methods：a randomized controlled trial. J Periodontol 2006；77(8)：1421-1429. **PMID** 16881811 （ランダム化比較試験による歯間部清掃方法の比較）

　歯間ブラシとデンタルフロスについて、歯周炎に対する効果をランダム化比較試験で検討した。その結果、歯間ブラシを使用したほうが、歯肉出血とプロービング深さが有意に減少した。

Q03 食後30分以内のブラッシングは止めるべき?

養護教諭から、「メディアで、食後すぐの歯磨きは歯の健康によくないので30分空けたほうがよいと言われていますが、学校給食後の歯磨きは止めたほうがよいですか?」という質問を受けました。どう答えればよいでしょうか?

A03 学校全体で昼食後のブラッシングを中止する必要はありません。

回答：山本龍生

　学校現場で「食後30分以内に歯を磨かない」ことを推奨する必要はありません。このようなことが話題になっている理由は、「酸性食品」の摂取後にブラッシングすると歯がすり減ってしまう「酸蝕症」の危険性が高まる可能性のあることが、欧米を中心に報告されているからです。マスコミなどで報道された際に、「酸性食品」がいつの間にか「食事」にすり替わっていると推測されます[1]。実際、2011年にイギリスで出版された酸蝕症の教科書『Dental Erosion』では「一般に、食後すぐに歯を磨くべきである」と注意されています[2]。また、酸性食品摂取直後のブラッシングと酸蝕症との関連についても報告が少なく、「関連があった」とする報告と「なかった」とする報告があります[1]。

　さらに、日本では、欧米に比べてきわめて学齢期の酸蝕症が少なく、中高生で1.1%という報告があります[1,2]。また、酸蝕症の原因が食後すぐのブラッシングであるかどうかは不明です。今後、日本における酸蝕症の有病率や酸蝕症に関連する要因を明らかにするための調査研究が望まれます。

　現段階では、酸蝕症が疑われる児童生徒に対しては、個別の対応をすべきと思われます。酸蝕症が疑われる児童生徒には、逆流性食道炎、酸性食品摂取、ブラッシング習慣などとの関連を検討し、それぞれ指導を行うことが推奨されます。既出の酸蝕症の教科書にも同様の記載があります[2]。したがって、学校全体で昼食後のブラッシングを中止する必要はありません。

▼この答えの根拠となる文献はコレ！

1. 山本龍生．酸蝕症を考える（1）総論編 疫学からみた酸蝕症．小児歯科臨床 2014；19(5)：16-21．

　この質問に関する詳しい解説が載っている。まず、この質問に対して科学的に回答するときに役立つ疫学、特に疫学における因果関係について概説している。そして、疫学の考え方をふまえて、酸蝕症の有病率、酸蝕症に関連する要因および酸蝕症のリスク因子としてのブラッシングについて、国際専門誌の情報を根拠として解説している。

2. Lussi A, Jaeggi T (eds). Dental Erosion：diagnosis, risk assessment, prevention, treatment. Hanover Park：Quintessence Publishing Co., 2001：58.（酸蝕症：診断・リスク評価・予防・治療）

　酸蝕症の教科書。あえて「As a rule, teeth should be brushed immediately after eating.」と、誤解がないように注意がなされている。

3. 黒羽加寿美，久保田友嘉，荒川勇喜，川田和重，宋 文群，戸田真司，川村和章，木本一成，玉置 洋，荒川浩久．中学生と高校生における歯の摩損に関する研究．口腔衛生会誌 2009；59(5)：577-585．

　中学校、高等学校の生徒1,452名の口腔内を診査し、酸蝕症の保有者が16名（1.1％）であったことを報告している。日本における調査はこれを除いてほとんどない。本研究では酸蝕症に関連する要因についても検討し、中学生よりも高校生で有病者が多いという関連がみられたものの、嘔吐や酸性飲料摂取の有無との有意な関連はみられなかった。

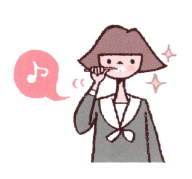
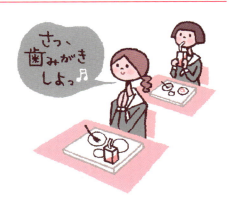

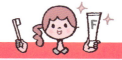

ブラッシングに関する疑問

Q04 ヨーグルト磨きの効果はある？

ヨーグルトを使ってブラッシングしている患者さんがいます。う蝕や歯周病への効果はあるのでしょうか？

A04 現状では、ヨーグルト磨きによる う蝕や歯周病の予防効果は認められていません。

回答：玉木直文

　昨今、乳酸菌に代表される、健康に有益な作用を及ぼす生きた細菌を体内に取り込むことで、体内環境を整える「プロバイオティクス」という考え方が広がってきています。この患者さんも、そうした意味でヨーグルトを使ったブラッシングを実践しているのかもしれません。

　プロバイオティクスは、歯科界においても注目され、う蝕や歯周病の予防や治療が考えられて、研究が始まりました。しかし、今まで行われてきたプロバイオティクスを用いたう蝕や歯周病に関する数多くの臨床研究においては、予防や治療の成果はまちまちです。

　たとえば、ある一定期間において、プロバイオティクスによって口腔内におけるう蝕関連細菌数や歯周病原性細菌数が減少したり[1]、歯周病の炎症指数やプラーク指数が減少したという報告は認められました。しかし、プロバイオティクスのう蝕や歯周病のリスクに関連する細菌やさまざまな指標に対する効果についての報告をまとめたシステマティックレビューでは、そのエビデンスの質はすべての項目において「非常に低い」という結果が示されています[2]。

　プロバイオティクスによるう蝕や歯周病の予防の可能性は期待されるものの、現状ではエビデンスが不十分であり、その効果については今後の検証を待たねばなりません。ですから、ヨーグルトを使ったブラッシングにう蝕や歯周病の予防効果があるとは、今のところは言えません。

▼ この答えの根拠となる文献はコレ！

1. 畑野優子，鈴木奈央，米田雅裕，廣藤卓雄．乳酸菌配合歯磨剤（アバンビーズ®）の口腔衛生改善効果についての臨床研究．日本歯科保存学雑誌 2012；55（3）：219-226．

プロバイオティクス（*Enterococcus faecium* WB2000株）を歯磨剤に応用した二重盲検式ランダム化比較試験を、成人の健常者（64名）を被験者として、4週間の口腔清掃にて行った。

その結果、唾液量の増加と唾液緩衝能の改善が認められ、う蝕や歯周病に関連する細菌の一部が減少するなどの口腔衛生改善効果が認められた。

2. Gruner D, *et al*. Probiotics for managing caries and periodontitis： Systematic review and meta-analysis. J Dent 2016；48：16-25. **PMID** 26965080（う蝕および歯周病管理へのプロバイオティクスの応用 システマティックレビューおよびメタ分析）

プロバイオティクスのう蝕と歯周病の両方に対する効果に関する論文のシステマティックレビュー。各々の指標によってはプロバイオティクスの効果が認められた研究もあったが、総括してメタ分析したところ、う蝕や歯周病の予防や治療に効果的であるとのエビデンスは認められなかった。

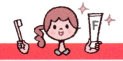

ブラッシングに関する疑問

Q05 重曹磨きの効果はある？

重曹を使ってブラッシングしている患者さんがいます。どんな効果があるのでしょうか？

A05 プラーク除去効果や歯肉炎改善効果が報告されています。

回答：小幡純子、於保孝彦

　重曹は、本来、調理や洗濯などで使用される炭酸水素ナトリウムですが、歯磨剤として使用する人もいるようです。実は、昔から口腔衛生の手段として使用されてきた歴史があります。

　効果については、重曹含有歯磨剤でプラークの付着を予防できたという報告[1]や、高濃度重曹含有歯磨剤で歯肉炎を改善できたという報告[2]があります。

　その作用機序についてはいまだ確立されていませんが、Ghassemiら[1]は、いくつかの機序を推測しています。重曹の結晶が他の清掃剤（研磨剤）より大きいためプラークの除去に有効であること、重曹が口腔内で溶解してプラークの多糖の粘性を低下させたり、カルシウムイオンと結合して細菌間の結合を緩くしたりすることによってプラークの除去を容易にすることなどの可能性を述べています。

　また、重曹含有歯磨剤による歯のホワイトニング効果も報告されていますが、重曹の持つ研磨効果についてはさまざまな報告があり、今後のエビデンスの集積が期待されます。

　ちなみに、米国歯科医師会は、有効成分として重曹のみを含有した歯磨剤を認可しておらず、認可しているのは、ごく少量の重曹を含有したフッ化物配合歯磨剤です。一方、日本においては、重曹の配合上限やフッ化物との共存に制限はないようです。

▼ この答えの根拠となる文献はコレ！

1. Ghassemi A, *et al*. A four-week clinical study to evaluate and compare the effectiveness of a baking soda dentifrice and an antimicrobial dentifrice in reducing plaque. J Clin Dent 2008；19(4)：120-126. `PMID` 19278080（重曹含有歯磨剤と抗菌剤含有歯磨剤のプラーク抑制効果の比較 4週間にわたる臨床研究）

重曹含有歯磨剤を使って1日2回のブラッシングを4週間行うとプラークの量が低下したことから、重曹含有歯磨剤は、重曹を含まない抗菌剤含有歯磨剤よりもプラーク除去に有効であることがわかった。

2. Lomax A, *et al*. A randomized controlled trial evaluating the efficacy of a 67% sodium bicarbonate toothpaste on gingivitis. Int J Dent Hyg 2017；15(4)：e35-e41. `PMID` 27212001（67%重曹含有歯磨剤の歯肉炎に対する効果 ランダム化比較試験）

67%重曹含有歯磨剤（試験群66名）と0%重曹含有歯磨剤（対照群69名）を1日2回、6週間使用してもらい、歯肉の健康への影響を比較した。

その結果、試験群は、対照群と比較して、歯肉出血部位数と歯肉炎指数が有意に減少した。揮発性硫黄化合物の濃度は、試験群のほうが大きく減少したが、有意なレベルではなかった。

以上より、67%重曹含有歯磨剤を6週間使用することで、歯肉の状態が改善することが示された。

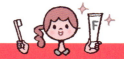

ブラッシングに関する疑問

Q06 ブラッシングができていれば、う蝕にならない？

患者さんに、「甘いものが大好きでご飯よりチョコレートなど甘いものばかり食べています。ちゃんと歯磨きしていればむし歯にならないですよね？」と言われました。実際どうなのでしょうか？

A06 ブラッシングさえすればう蝕を防げるというわけではありません。

回答：小島美樹

　う蝕は、う蝕菌が糖質から産生する酸により歯質が脱灰する疾患です。理論的には、もし、歯口清掃により口腔内にう蝕菌が存在しない状態を常時保つことができれば、う蝕は発生しないということになります。しかし、口腔内には歯の深い溝など、歯ブラシの毛先が到達しにくい部分があり、日常のブラッシングでプラークを100％除去することはかなり困難です。実際、ブラッシングによるプラーク除去率は、歯磨剤の使用の有無にかかわらず約50％であると報告されています[1]。

　砂糖摂取がう蝕に与える影響は、ブラッシングをすることで若干弱まってもけっしてなくならないことが、いくつかの研究でわかっています。チョコレートなどの甘いものを1日1回以上食べる子どものう蝕になる確率は、ブラッシングの回数が1日1回と1日2回の子どもではほぼ同じでした[2]。また、成人を対象とした研究では、ブラッシングの回数とは独立して、砂糖摂取量の増加とともにう蝕も増加するという関係が認められると報告されています[3]。

　う蝕予防には、細菌、歯質、食物の3つの要因それぞれに応じた予防法を組み合わせて行うことが重要です。患者さんには、ていねいなブラッシングに加えて、フッ化物配合歯磨剤の使用、う蝕を誘発しにくい代用甘味料の利用、定期的な専門的歯面清掃の必要性についてアドバイスをしてください。

▼この答えの根拠となる文献はコレ！

1. Valkenburg C, et al. Does dentifrice use help to remove plaque? A systematic review. J Clin Periodontol 2016；43(12)：1050-1058. **PMID** 27513809（歯磨剤はプラーク除去効果を高めるのか？システマティックレビュー）

歯磨剤はブラッシングのプラーク除去効果を高めない。

2. Skafida V, et al. Positive association between sugar consumption and dental decay prevalence independent of oral hygiene in pre-school children：a longitudinal prospective study. J Public Health 2018；40(3)：e275-e283. **PMID** 29301042（口腔衛生状態と独立した未就学児における砂糖摂取とう蝕との正の関連性：前向き研究）

ブラッシングは砂糖摂取のう蝕への影響を部分的に弱める。

3. Bernabé E, et al. The shape of the dose-response relationship between sugars and caries in adults. J Dent Res 2016；95(2)：167-172. **PMID** 26553884（成人における砂糖とう蝕との量反応関係の形状）

ブラッシング回数とは独立して、砂糖とう蝕との量反応関係がみられる。

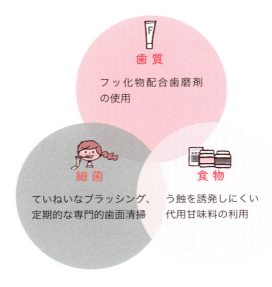

歯ブラシに関する疑問

Q07 歯ブラシの選び方の基本は？

患者さんに、「歯ブラシは毛先が細いほうがいいですか？ 硬さは軟らかめがいいですか？」と聞かれました。どのように答えたらよいでしょうか？

A07 基本は「ふつう」の硬さで毛先が平坦なものが適切でしょう。

回答：西山 毅、於保孝彦

　最近、毛先が極細になったタイプの歯ブラシが数多く販売されています。このタイプは細かいところまで毛先が届きやすいのですが、毛先が軟らかく刷掃効果が低くなるため、ストローク回数を多くして補う必要があります。極細タイプは歯肉への圧力が弱くなるため、平坦なタイプよりも歯肉退縮は起こしにくいと思われます。ブラッシング圧が強いと毛先が倒れてしまい、刷掃効果が低くなるため注意が必要です。

　毛の硬さについては、特段の理由がなければ「ふつう」が適切です。「硬め」は、基本的に歯ブラシの側腹を用いて歯肉マッサージをするのに適しており、毛先を歯肉に当てると傷がつくことが心配されます。歯肉炎や知覚過敏が強く、痛みがある場合は「軟らかめ」を使用するのがよいでしょう。その場合でも、症状が改善したら「ふつう」に戻しましょう。

　以上より、「ふつう」の硬さで毛先が平坦な歯ブラシがいちばん適切であると思われます。いずれのタイプでも適切なブラッシング法がありますので、患者さんに合った歯ブラシを選び、効果的な清掃ができるように指導しましょう。

▼ **この答えの根拠となる文献はコレ！**

1. 土沢一実, 渡辺孝章, 渡辺一郎, 山本和子, 新井 高, 中村治郎. スクラッビング法における種々の歯ブラシの歯垢除去効果とブラッシング圧に関する研究（第1報）：毛の先端形態と直径の異なるナイロン毛の歯ブラシについて. 日歯周誌 1986；28(4)；1120-1130.

プラーク除去効果の高いスクラッビング法に適した歯ブラシを追求するため、毛の直径（0.18 mm、0.25 mm、0.33 mm）と先端形態（ラウンドカット、ストレートカット）の組み合わせで異なる6種類の歯ブラシを試作し、被験者12名を対象として6週間にわたりプラーク除去効果を調べた。

その結果、ブラッシング圧については、毛の直径が太くなるほど高くなった。先端形態によるブラッシング圧の差は、同じ直径の毛であればラウンドカットの方が有意に高かった。ラウンドカットは歯肉への当たりがソフトと感じることから、ブラッシング圧が高くなることが考えられた。

プラーク除去効果については、直径0.33 mmラウンドカットの歯ブラシがもっとも高く、0.18 mmストレートカットの歯ブラシが最低であった。また、3種類の毛の直径の間でプラーク除去効果に有意差が認められたが、2つの毛の先端形態の間で有意差は認められなかった。さらに為害作用としては、直径0.33 mmにおいて、ラウンドカットとストレートカットともに被験者12名中1名に歯肉損傷が認められた。

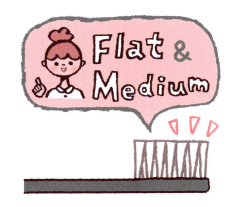

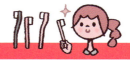

歯ブラシに関する疑問

Q08 手用歯ブラシと電動歯ブラシ、どちらがオススメ？

電動歯ブラシは、手用歯ブラシと比べてプラーク除去率がよいと聞きますが、手用できれいに磨ける方もいます。結局、どちらを使ってもらえばよいのでしょうか？

A08 手用歯ブラシを適切に使えれば、電動歯ブラシを使う必要はありません。

回答：山本龍生

　科学的根拠に基づく医療を目指す国際活動「コクラン共同計画」の系統的総説によると、電動歯ブラシのほうが手用歯ブラシよりもプラーク除去と歯肉炎の改善効果が、短期的にも長期的にも高かったとしています[1]。ただし、これらの臨床的な有効性は不明ともしています。

　電動歯ブラシの種類には、ヘッドが機械的に往復・回転する「高速運動歯ブラシ」、音波振動する「音波歯ブラシ」、超音波を生じる「超音波歯ブラシ」があります[2,3]。「コクラン共同計画」の系統的総説では、プラーク除去や歯肉炎改善の効果については、電動歯ブラシの種類による差は少なく、また、臨床的な意義は不明としています[4]。

　歯科医師を対象として、手用歯ブラシ、高速運動歯ブラシ、音波歯ブラシ、超音波歯ブラシを用いて比較を行ったところ、手用歯ブラシがもっともプラーク除去効果が高かったという報告[3]があります。すなわち、手用歯ブラシを適切に使用できる人の場合には、あえて電動歯ブラシを勧める必要はないと思います。

　一方、関節リウマチや脳梗塞の後遺症など、手用歯ブラシの適切な使用が難しい患者さんには、電動歯ブラシの使用を勧めるとよいでしょう[2]。

　なお、電動歯ブラシの使用にあたっては、メーカーの使用説明書などに従って為害性のないよう適切な使用を指導しましょう[2,3]。

▼ この答えの根拠となる文献はコレ！

1. Yaacob M, *et al*. Powered/electric toothbrushes compared to manual toothbrushes for maintaining oral health. Cochrane Library, 17 June 2014. http://www.cochrane.org/CD002281/ORAL_poweredelectrictoothbrushes-compared-to-manual-toothbrushes-formaintaining-oral-health（2017年12月26日アクセス）（口腔の健康維持のための電動歯ブラシと手用歯ブラシの比較）

　コクラン共同計画による電動歯ブラシと手用歯ブラシの口腔保健に対する効果の比較をまとめている。

2. 山中玲子, 小山玲子, 山本龍生. 電動歯ブラシ最前線 手用歯ブラシから電動歯ブラシへ シフト・ザ・歯ブラシ. DHstyle 2008；2（4）：15-35.

3. 鈴木丈一郎：患者さんに役立つ電動歯ブラシ最新動向. 歯科衛生士 2012；36（11）：17-30.

　文献2と文献3は、いずれも科学的根拠を基に、電動歯ブラシの基本知識と使用にあたっての注意事項をQ&Aでわかりやすく解説している。

4. Deacon SA, *et al*. Different types of powered toothbrushes for plaque control and healthy gums. Cochrane Library, 8 December 2010. http://www.cochrane.org/CD004971/ORAL_different-types-ofpowered-toothbrushes-for-plaque-control-and-healthy-gums（2017年2月16日アクセス）（プラークコントロールと健康な歯肉のためのさまざまな種類の電動歯ブラシ）

　コクラン共同計画による電動歯ブラシの種類の違いによるプラークと歯肉炎への効果の比較をまとめている。

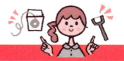

デンタルフロスに関する疑問

Q09 デンタルフロスで歯に隙間ができる？

患者さんに、「デンタルフロスを使うと、歯に隙間ができるんじゃないですか？」と言われました。実際どうなのでしょうか？

A09 適切に使えば、デンタルフロスで歯に隙間ができることはありません。

回答：岩崎正則

　デンタルフロスや歯間ブラシなどの歯間清掃用具を適切に使用する場合、「歯に隙間ができる」ことはありません。しかし、デンタルフロスや歯間ブラシを使用する際には、その使用方法について十分な指導が必要です。

　過度な力による清掃や、誤った方向から無理に器具を挿入するような方法では、歯の磨耗、移動、あるいは歯肉への外傷による退縮にともない、「歯に隙間ができる」あるいは「隙間ができたように見える」可能性は否定できません。口腔清掃指導の際には注意してください。

　一方で、デンタルフロスや歯間ブラシを使用しない場合のほうが「歯に隙間ができる」原因につながります。デンタルフロスや歯間ブラシの使用が歯周病やう蝕のリスクと関連しているからです。

　歯周病は、歯肉の退縮や歯の移動の原因となり、結果として「歯に隙間ができる」ことになります。適切なデンタルフロスの使用は歯周病のリスクを下げます[1]。一方、隣接面う蝕は、歯質の欠損や歯の移動の原因となり、こちらも結果として「歯に隙間ができる」ことになります。歯科専門職が行う適切なフロッシングは隣接面う蝕のリスクを下げます[2]。

　デンタルフロスによる歯周病やう蝕の予防効果については、エビデンスが弱いとの指摘もありますが、最近の研究でもデンタルフロスの予防効果が報告されています[3]。さらに、2016年8月現在、米国歯科医師会などの専門団体は、歯間部清掃の重要性を継続的に支持しています。

▼ この答えの根拠となる文献はコレ！

1. Sambunjak D, *et al*. Flossing for the management of periodontal diseases and dental caries in adults. Cochrane Database Syst Rev 2011；7(12)：CD008829. **PMID** 22161438（成人におけるデンタルフロスの歯周病・う蝕予防効果）

歯ブラシによる清掃のみと比較して、歯ブラシによる清掃とデンタルフロスによる清掃を併用することが、成人のう蝕や歯周病のリスクを下げるか評価した総説。

12の無作為化比較試験をもとに解析を行った結果、歯ブラシによる清掃とデンタルフロスによる清掃を併用することが、成人の歯肉炎のリスクを下げることが明らかとなった。

2. Hujoel PP, *et al*. Dental flossing and interproximal caries：a systematic review. J Dent Res 2006；85(4)：298-305. **PMID** 16567548（デンタルフロスの使用と隣接面う蝕の関連についてのシステマティックレビュー）

う蝕のリスクが高い子どもに対して、歯科専門職がフロッシングを行うことは、隣接面う蝕の予防に効果的であることを示した論文。

この論文には他の研究者からのコメント（Longbottom C. Professional flossing is effective in reducing interproximal caries risk in children who have low fluoride exposures. Evid Based Dent 2006；7[3]：68.）が寄せられており、「デンタルフロス以外にフッ化物利用などのさまざまなう蝕予防法が組み合わされている現在の状況では、デンタルフロス単体のう蝕予防効果を算出することは現実的ではない」と指摘している。

3. Cepeda MS, *et al*. Association of flossing/inter-dental cleaning and periodontitis in adults. J Clin Periodontol 2017；44(9)：866-871. **PMID** 28644512（成人におけるデンタルフロス・歯間清掃と歯周病との関連）

米国国民健康栄養調査（National Health and Nutrition Examination Survey：NHANES）に参加した30歳以上の人を対象に、デンタルフロスの使用の有無および頻度と歯周病の有病率の関連をみた論文。

デンタルフロスを使用していない者と比較して、使用している者の方が歯周病の有病率が低かった。使用頻度と歯周病有病率の関連は認められなかった。

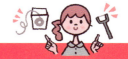

デンタルフロスに関する疑問

Q10 ワックスの有無で、デンタルフロスをどう使い分ける?

患者さんにデンタルフロスの使用を勧める際に、ワックス付きとワックスなしタイプをどう使い分ければよいか、プラークの除去効果に差があるかどうかを聞かれました。どう使い分ければよいでしょうか?

A10 口腔内の状況に応じて、デンタルフロスを使い分けましょう。

回答:於保孝彦、長田恵美

　歯と歯の間に付着したプラークは、歯ブラシだけで取ることは困難なため、デンタルフロスの使用が推奨されます。デンタルフロスは、木綿糸とは違って、撚り上げていないナイロン製の繊維を束ねたものです。歯に押し当てると平板状になって広い面積で歯面に接触することで、プラークを効率よく除去することができます。形状は、細いワックスなしのタイプから太いワックス付きのタイプまでさまざまな種類があります。

　表1に示すように、一般的には、歯と歯の間に容易に挿入できる細いワックスなしのタイプが勧められます。一方、叢生で歯が捻れている、歯間部に多くの歯石が付着している、不良修復物(辺縁の研磨不足、一部欠損、オーバーハング)がある場合などは、デンタルフロスがほつれて切れやすくなるため、ワックス付きを勧めます。太さによる使い分けとしては、最後臼歯遠心面やポンティック下面には太めのタイプが有効です。

　プラークの除去効果については、24人を対象に、ワックス付き、ワックスなしなど4種類のデンタルフロスの隣接面プラーク除去効果を比較したところ、ワックス付きとそうでないものに差はなかったという報告[1]があります。また、25人を対象に3種類の従来型デンタルフロス(ワックスなし、woven[織りタイプ]、shred-resistant[ほつれ防止タイプ])とpowered flosserの隣接面プラーク除去効果を比較したところ、従来型3種類の間に効果の差はなく、powered flosserの効果が優れていたという報告[2]もあります。

▼ この答えの根拠となる文献はコレ！

1. Carr MP, et al. Evaluation of floss types for interproximal plaque removal. Am J Dent 2000；13(4)：212-214. **PMID** 11763934（各種デンタルフロスの隣接面プラーク除去効果の評価）

24人の歯科衛生士学校の学生を対象に、4種類のデンタルフロス（ワックス付き、ワックスなし、woven［織りタイプ］、shred-resistant［ほつれ防止タイプ］）のプラーク除去効果を比較した。
初めにプラークフリーの状態にして、全員にデンタルフロスの同じ使用法を指示した。その後3日間口腔清掃を中止したのち、4日目にデンタルフロスを使用した。全対象者が、ランダムに順次4種類のデンタルフロスを使用して結果をまとめたところ、4種類の間でプラーク除去効果に差はなかった。

2. Terézhalmy GT, et al. Plaque-removal efficacy of four types of dental floss. J Periodontol 2008；79(2)：245-251. **PMID** 18251638（4種類のデンタルフロスのプラーク除去効果）

25人の成人を対象に、4種類のデンタルフロス（従来型3種類とpowered flosser）を使用した場合の隣接面プラーク除去効果を比較した。その結果、powered flosserが高い効果を示し、従来型3種類の間に効果の差はなかった。

表1 デンタルフロスの種類による適応部位

	ワックスなし	ワックス付き
細い	一般的に◎	● 叢生で歯が捻れている ● 歯間部に多くの歯石が付着している ● 不良修復物（辺縁の研磨不足、一部欠損、オーバーハング）がある
太い	● 最後臼歯遠心面　● ポンティック下面	

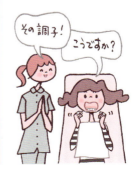

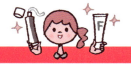

歯磨剤に関する疑問

Q11 歯磨剤の発泡剤が ブラッシング時間に影響する？

「発泡剤の入った歯磨剤を使うとブラッシング時間が短くなる」と聞いたのですが、本当ですか？

A11 発泡剤の泡立ちで ブラッシング時間が短くなることはありません。

回答：荒川浩久、大澤多恵子

　発泡剤の泡立ちのためにプラーク除去が不十分なままブラッシングを終了してしまうという可能性も考えられますが、本当でしょうか？

　ヒトを対象とした実験によれば、そのような事実は認められませんでした[1]。たしかに、以前の歯磨剤はブラッシングするとかなり泡立ちましたが、現代の発泡剤の発泡性は低く抑えられ、歯磨剤への配合量も少ないため、歯磨剤の泡立ちが原因でブラッシング時間が短縮することはありません。

　発泡剤の機能は、口腔内に歯磨剤の成分を分散させて、その成分の機能を発揮しやすくし、さらにブラッシング中の液ダレを防ぐなど快適に使用できることです。この機能のおかげで、たとえば、フッ化物を口腔内（歯と粘膜表面やプラーク中など）に行き渡らせることができ、再石灰化現象が長時間促進しやすくなります。

　さらに、発泡剤が配合されていることにより、歯磨剤の使用量が少なくても効果的にプラークを除去でき、プラークの再付着も抑えられることがわかっています。

▼ この答えの根拠となる文献はコレ！

1. 三畑光代，戸田真司，荒川浩久．歯磨剤および歯磨剤中の発泡剤が歯口清掃効果に及ぼす影響．口腔衛生会誌 2000；50(3)：361-374．

　一般の24～34歳(38名)の労働者と、歯科衛生士養成機関の18～21歳(26名)の学生という2つの集団に対して、発泡剤(ラウリル硫酸ナトリウム)配合の有無以外は同一成分(清掃剤[研磨剤]、保湿剤、結合剤、香味剤、保存料、香料)の歯磨剤を使用して、あるいは歯磨剤を用いずにブラッシングさせ、各ブラッシング法の感想を質問紙にて調査した。あわせて、ブラッシング時間、ブラッシング中と終了後の排唾回数などを測定した。

　その結果、2つの集団ともに、歯磨剤を使用しないより使用する方法のほうが、また発泡剤無配合より配合の方法のほうが「口の中がきれいになった」「口の中の粘つきがとれた」「さっぱりした」という感想が有意に多かった。さらに3種のブラッシング方法による排唾回数とブラッシング時間に差はなかった。

　このことから、ブラッシング時の歯磨剤の併用、ならびに発泡剤配合の歯磨剤の併用によってブラッシング時間が短縮したり排唾が多くなったりするという弊害はないことがわかった。

　なお、本研究は被検者と測定者には発泡剤の配合の有無を知らせずに試験するという信頼性の高い研究デザインである二重盲検法を採用している。

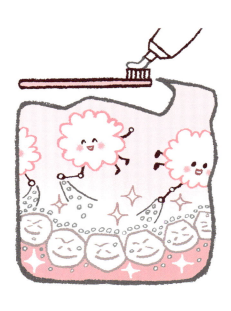

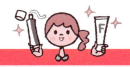

歯磨剤に関する疑問

Q12 歯磨剤の清掃剤（研磨剤）が歯を削る？

患者さんから、「歯磨き剤の研磨剤が歯を削ると聞いたから、使いたくない」と言われてしまいました。実際、どうなのでしょうか？

A12 一生使っても、健康障害が出るほど歯面が削られることはありません。

回答：荒川浩久、大澤多恵子

　歯磨剤中の清掃剤（研磨剤）には、リン酸水素カルシウム、水酸化アルミニウム、無水ケイ酸などが用いられています。実験してみれば、たしかに清掃剤は歯面を削りますが、一生涯使用しても健康障害が出るほど削れることはありません。それよりも、歯ブラシの毛の硬さやブラッシング圧のほうが研磨性に影響します[1, 2]。

　歯磨剤の歯面研磨性は、RDA（Radioactive Dentin Abrasion）という象牙質研磨力の評価値によって、世界的には 250以下と基準化されており、日本では150以下と世界基準より低く設定されています。ただしRDAの測定は、決められた歯ブラシを用いて基準化された力でどのくらい象牙質が削られるかを示すものです。実際のブラッシングにおいては、硬い毛の歯ブラシで強い力で磨いたり、清掃剤の粒子が硬かったりすると、象牙質のダメージは大きくなります[3]。

　日本で販売されている歯磨剤の清掃剤の配合割合は、ペーストタイプの歯磨剤では10～60%ですが、現在の製品の配合量は以前より少なく、研磨性が低く抑えられています。清掃剤無配合のジェルタイプや泡タイプ、あるいは低研磨性のソフトペーストタイプの歯磨剤は、歯根露出や知覚過敏などで歯面への刺激を抑えたい患者さんに利用できます。

▼この答えの根拠となる文献はコレ！

1. E・M・ウィルキンス（著），遠藤圭子，中垣晴男，西 真紀子，眞木吉信，松井恭平，山根 瞳，若林則幸（監訳）．ウィルキンス 歯科衛生士の臨床 原著第11版．東京：医歯薬出版，2015：386-387．

　清掃剤（研磨剤）の配合目的として、①歯面を傷つけないように清潔にする、②清掃剤は歯面を滑沢にするために使用する、③歯面を滑沢にすると、着色や堆積物の蓄積を防ぐ、もしくは遅らせることができる、の3つが挙げられている。
　つまり、清掃剤配合の歯磨剤の使用で、歯面を傷つけずに清掃効果を高めるとともに、着色やプラークなどの再付着を抑えることができるということである。

2. Manly RS, et al. Importance of factorial designs in testing abrasion by dentifrices. J dent Res 1967；46(2)：442-445． **PMID** 5228078（歯磨剤の研磨性試験における重要な因子の検討）

　歯ブラシの種類と硬さ、清掃剤の種類と濃度および使用時の温度が象牙質の研磨性に与える影響を調べたところ、歯ブラシの硬さが最大の要因であったと結論した。

3. 小宮山 嵩，荒川浩久．成人における歯磨き習慣および歯磨き剤の使用状況とくさび状欠損の関連について．神奈川歯学 1993；28(1)：79-93．

　成人を対象とした調査によって、歯磨剤を使用してブラッシングしている人より、時々使用や非使用の人のほうが、くさび状欠損の程度が重症であったという結果が得られている。この原因としては、歯磨剤非使用の被験者のブラッシング圧が高かったことによるものと推察されている。

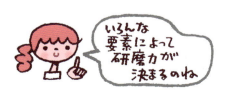
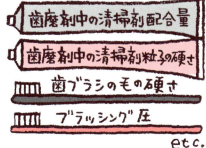

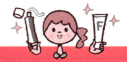

歯磨剤に関する疑問

Q13 嫌がる子には歯磨剤を使わなくてもOK?

患者さんの保護者に、「子どもが歯磨き剤を嫌がるので、使わなくても平気でしょうか?」と聞かれました。どのように答えればよいでしょうか?

A13 フッ化物のう蝕予防効果を説明し、使うよう促しましょう。

回答:山本龍生

　フッ化物配合歯磨剤はう蝕予防に有効ですから、ぜひ使っていただくように答えてください。

　国内外の50年以上におよぶ多くの研究結果から、フッ化物配合歯磨剤のう蝕予防効果は疑う余地がありません[1]。「科学的根拠に基づく医療」を目指す国際活動「コクラン共同計画」の系統的総説において、フッ化物配合歯磨剤は永久歯う蝕の予防効果があり、1日2回以上の使用によって予防効果が高まること、フッ化物濃度は少なくとも1,000 ppmでなければ効果が期待できないことなどが報告されています[2]。

　また近年、複数の研究結果によって、乳歯のう蝕予防効果も示されています[1]。特に、フッ化物濃度は1,000 ppm以上であれば効果が期待できるとされる結論が優勢です。

　フッ化物配合歯磨剤を効果的に使うポイントは以下のとおりです[3]。①年齢に合わせた量を使う(3〜6歳未満は5 mm、6〜12歳は1 cmが目安)。②ブラッシング後のすすぎは1回を目安として口腔内のフッ化物停滞時間を延ばす。③使用後の飲食を控え、口腔内のフッ化物の維持を図る。

　子どもが歯磨剤を嫌がる主な理由として、歯磨剤の味や刺激が知られています[4]。味や刺激の強い大人用の歯磨剤を共用するのは避けて、子ども用を使用するほうがよいでしょう。歯磨剤が使えない場合には、歯科医院などでのフッ化物歯面塗布や、フッ化物洗口(4歳児以降)を勧めましょう。

▼この答えの根拠となる文献はコレ！

1. 日本歯科医師会．健康長寿社会に寄与する歯科医療・口腔保健のエビデンス2015．https://www.jda.or.jp/dentist/program/pdf/world_concgress_2015_evidence_jp.pdf（2017年1月19日アクセス）：252-258．

　フッ化物配合歯磨剤のう蝕予防効果に関する最近のエビデンスが解説されている。

2. Marinho VC, et al. Fluoride toothpastes for preventing dental caries in children and adolescents. Cochrane Database Syst Rev 2003；(1)：CD002278. **PMID** 12535435（児童・青年におけるう蝕予防のためのフッ化物配合歯磨剤）

　74編の原著論文を取りまとめて、フッ化物配合歯磨剤のう蝕予防効果を明らかにしている。

3. 日本むし歯予防フッ化物協会（編）．日本におけるフッ化物製剤（第10版）フッ化物応用の過去・現在・未来．東京：口腔保健協会，2016；4-13．

　市販の歯磨剤のフッ化物濃度や効果的な使用方法について記載されている。またフッ化物製剤についてもまとめられている。

4. 山本龍生，阿部 智，大田順子，安藤雄一，相田 潤，平田幸夫，新井誠四郎．2010年における学齢期のフッ化物配合歯磨剤の使用状況．口腔衛生会誌 2012；62(4)：410-417．

　全国の小中学生約13,000人を対象とした調査に基づいて、歯磨剤を使わない理由も分析されている。

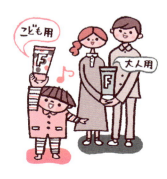

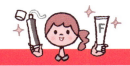

歯磨剤に関する疑問

Q14 泡タイプや液体タイプの歯磨剤を使ったブラッシング指導のコツは?

歯磨剤の形状にはいろいろありますが、最近では特に、泡(フォーム)タイプや液体タイプの歯磨剤について、患者さんに聞かれることがあります。これらの効果や使い方の違いを、どのように指導すればよいでしょうか?

A14 それぞれの利点と欠点を伝え、目的に合わせた使い方を指導しましょう。

回答:玉木直文

　泡(フォーム)タイプや液体タイプの歯磨剤は、一般的な練歯磨剤よりも分散性が高く、口腔内のすみずみにまですばやく行き渡りやすいと考えられています。それぞれの特徴を**表2**に示します。

　泡タイプの利点は、少量で使えることです。うがいが苦手な低年齢児(1～3歳)や高齢者に対しても使用しやすく、う蝕予防に効果的であると言われています。また、エナメル質の主成分であるハイドロキシアパタイトへのフッ化物イオンの吸着速度を上昇させ[1]、耐酸性を向上させる[2]ことから、う蝕予防効果の高まることが実験的に証明されています。

　液体タイプは、歯磨剤で洗口してからブラッシングするため、歯ブラシだけでは磨きにくい歯間部のプラークコントロールにも効果があるでしょう。また、ブラッシング後に水ですすぐ必要がないため、災害時など水が貴重なときにも使いやすく重宝されます。

　注意が必要なのは、どちらのタイプにも清掃剤(研磨剤)が入っていないことです。過剰なブラッシングによる知覚過敏の発症を抑制できるという利点もありますが、外来性の色素が着色しやすくなるという欠点もあります。また、ブラッシングの効果を高めるためには、歯磨剤だけに頼らず、歯ブラシによる機械的な清掃が必須であることも、あわせて指導すべきでしょう。

▼ この答えの根拠となる文献はコレ!

1. 田嶋和夫, 今井洋子, 田草川 博, 堀内照夫, 金子憲司. 泡状フッ素製剤における泡の物理化学的性質:HAPへのフッ化物イオン吸着機構. 口腔衛生会誌 2000;50(5):740-750.

フッ化物配合の歯磨剤を泡状にしたときの特性を、物理・化学的に研究した論文。

フッ化物配合歯磨剤を泡状にした結果、ハイドロキシアパタイト表面に対するフッ化物イオンのイオン交換による吸着速度は、液体状態よりも泡状のほうが約10倍速くなった。また、フッ化物イオンの飽和吸着量も泡状のほう

がやや多かった。

さらに、ヒト臼歯の切片を同濃度のフッ化物イオン含有の泡状歯磨剤または洗口液に3分間浸漬した後、脱灰液に漬ける実験を1日2回、1週間行ったところ、泡状歯磨剤で処理したほうが、歯牙表面の脱灰を軽減する効果が高かった。

2. 土居貴士. 酸処理エナメル質のフッ素取り込みに及ぼす界面活性剤の影響. 歯科医学 2002;65(1):106-120.

ヒト健全抜去歯に酸処理を行った後、発泡剤であり界面活性剤であるSDSの添加がエナメル質へのフッ化物の取り込みに及ぼす影響を検討した論文。

発泡剤を添加した場合、エナメル小柱間隙の底部にまでフッ化物が取り込まれ、フルオロアパタイトの生成あるいは結晶の成長を促進していることが明らかになった。

表2 歯磨剤の形状別特徴

	泡タイプ	液体タイプ
利点	● 少量で使える ● フッ化物イオンの吸着速度の上昇によって、う蝕予防効果が高まる	● 歯間部のプラークコントロールに効果あり ● 災害時など、水が使えないときに便利
欠点	● 清掃剤(研磨剤)が入っていないため、外来性の色素沈着を起こしやすい	

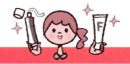

歯磨剤に関する疑問

Q15 歯科専売品と市販品、何が違う？

歯ブラシや歯磨剤にはいろいろな値段のものがありますが、何が違うのですか？ また、選ぶポイントは何でしょうか？

A15 材質や成分に大きな違いはありませんが、歯科専売品には指導が必要です。

回答：北村雅保、齋藤俊行

　歯ブラシについては、年齢と器用さ、口のサイズに合った、ナイロン製かポリエステル製で、径が0.2 mm以下の毛先を丸めた柔らかいものが推奨されています[1]。歯磨剤に関しても、現在はおおむね90％の製品に約1,000～1,500 ppmのフッ化物が配合されていますから、いずれも価格にあまり関係なく、ほとんどどれを選んでもよいということになります。ヒトを対象とした多くの研究では、フッ化物の濃度が低いと予防効果は下がるため、歯のフッ素症のリスクがある低年齢児では、濃度よりむしろ使用量でコントロールするよう指導するのが望ましいとされています[2]。

　歯科専売品は、基本的にブラッシング指導を前提とした歯ブラシ、歯磨剤です。現在のブラッシング指導は、時間をかけてすみずみまで磨く、フッ化物配合歯磨剤の最大の効果を発揮させるためにブラッシング後の洗口は少量の水で1回程度にしてフッ化物を残留させるといったものです[3]。こうした指導に適するのは、細かいところまで磨ける小さめの植毛部の歯ブラシ、泡立ちが少なく味や香りの薄い歯磨剤になるわけです。

　一方、一般に売られている製品は、歯科の指導を受けていない人でもある程度の効果が発揮できるように設計されています。そのような人の口腔清掃力を考えると、短時間で大まかに効率良くプラーク除去ができるやや大きい植毛部の歯ブラシ、フッ化物濃度は同じでも発泡性が高い歯磨剤のほうが、口腔全体に早く拡散すると考えられます。したがって、指導なしに歯科専売品を渡すことは、かえって不利になりかねません。

▼ この答えの根拠となる文献はコレ！

1. Löe H. Oral hygiene in the prevention of caries and periodontal disease. Int Dent J 2000；50（3）：129-139.（う蝕と歯周病の予防における口腔衛生）

　歯周病は人類の歴史と共にあった。う蝕は発酵性炭水化物の摂取が一般的になって顕在化した。これらの疾患も最近50年の口腔健康科学と技術の進歩によって予防が可能になった。その1つとして、物理的プラーク・コントロールに関する欧州会議を受けて、歯ブラシの具備条件が提示されている。

2. O'Mullane DM, *et al*. Fluoride and oral health. Commun Dent Health 2016；33（2）：69-99. PMID 27352462 （フッ化物と口腔保健）

　フッ化物配合歯磨剤だけでなく、最近の世界保健機関（WHO）等の国際的見解を反映した、各種のフッ化物応用について簡潔にまとめたものとなっている。

3. Sjögren K, *et al*. Effect of a modified toothpaste technique on approximal caries in preschool children. Caries Res 1995；29（6）：435-441. PMID 8556745 （就学前小児の隣接面う蝕に対する改良型トゥースペースト・テクニックの効果）

　「イエテボリ法」とも呼ばれるフッ化物配合歯磨剤の利用法に関して、3年間の無作為化比較試験によって臨床的有効性を確認した第1報。後に、成人や矯正患者におけるう蝕症予防効果も報告されている。

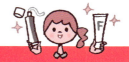

歯磨剤に関する疑問

Q16 歯周病菌に効く天然由来成分ってどんなもの?

患者さんに、「健康食品のお店で、歯周病菌によい歯磨き剤を勧められて、ずっと使っているけど、実際効果はどうなのでしょうか?」と聞かれました。どんな成分が入っていたら歯周病菌に効くと言えるのでしょうか?

A16 現状では、天然由来成分が配合された歯磨剤の実際の効果は未知数です。

回答:玉木直文

　健康食品を扱う店舗で販売されている歯磨剤は、天然由来成分の配合や、防腐剤や着色料の不使用などをうたったものが多い傾向にあると思います。この質問では、歯周病菌によいとされる歯磨剤に、どのような成分が入っているかまではわかりませんので、歯周病菌の抑制・殺菌効果を期待して歯磨剤に配合されている天然由来成分について、お答えしたいと思います。

　茶カテキンは、細菌の細胞壁の合成を阻害したり、過酸化水素の産生や細胞質酵素の抑制で細胞膜に不可逆の損傷を与えることによって、歯周病原性細菌やバイオフィルムの形成を抑制することがわかっています[1]。また、歯周病原性細菌の出す有害な酵素を抑制することで、歯周病の進行を予防できるのではないかと考えられています。

　その他の天然由来成分としては、抗菌作用を期待して、ココア・ポリフェノール[2]やプロポリスを歯磨剤に添加しているものもあるようです。しかし、いずれの成分を配合した歯磨剤についても、臨床研究でのエビデンスが確立しておらず、実際の効果については未知数であり、あくまで補助的なものと考えた方がいいでしょう。

　歯周病の予防には、歯磨剤の成分にこだわるよりも、ブラッシングによるプラーク除去と歯肉のマッサージを指導した方が合理的であると思われます。

▼ この答えの根拠となる文献はコレ！

1. Gaur S, *et al*. Green tea：a novel functional food for the oral health of older adults. Geriatr Gerontol Int 2014；14(2)：238-250. **PMID** 24261512（緑茶：高齢者の口腔の健康を目的とした新しい機能的食品）

　機能的食品としての緑茶について、う蝕、歯周病、口臭や口内炎に対する効果のメカニズムや、生化学的作用のエビデンスをまとめた総説論文。
　特に緑茶に含まれる茶カテキンについて、抗炎症や抗酸化、抗菌作用などのさまざまな作用が述べられている。

2. Hirano C, *et al*. Antibacterial effects of cocoa on periodontal pathogenic bacteria. J Oral Biosci 2010；52(3)：283-291.（歯周病原性細菌に対するココアの抗菌作用）

　3種類の歯周病原性細菌(*P. gingivalis*、*F. nucleatum*、*P. intermedia*)に対するココアの抗菌作用を検討した論文。
　結果として、ココアの濃度や時間に依存して歯周病原性細菌に対する増殖抑制作用を示した。成分の中でも特に、ココア・ポリフェノールに強い抑制作用が認められた。

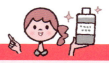

洗口液に関する疑問

Q17 歯周病予防に効く洗口液の選び方は?

歯周病予防を目的としていろいろな種類の洗口液が売られていますが、洗口液の効果とその選び方について教えてください。

A17 殺菌剤の入った「医薬部外品」の洗口液がおすすめです。

回答：古田美智子、山下喜久

　洗口液にはプラークの生育を抑える効果があり、ブラッシング後の使用によってその主な効果が期待されます。市販の洗口液には、有効成分として殺菌剤が入っているもの（医薬品医療器機等法上の分類で「医薬部外品」）と入っていないもの（同法上の分類で「化粧品」）があります。それらの殺菌剤には正（＋）に荷電した塩化セチルピリジニウム（CPC）のほかに、電荷を帯びていないエッセンシャルオイル（精油）やイソプロピルメチルフェノール（IPMP）などが使われています。歯科医院専売の洗口液には、欧米の臨床研究でプラーク付着抑制効果が他の殺菌剤より高いことが示された正（＋）に電荷したグルコン酸クロルヘキシジン（CHG）入りのものがありますが[1]、副作用を防止するため、日本では極端に低濃度のものしか販売されていません。

　前述のCPCやエッセンシャルオイル入りの洗口液は、臨床研究でプラーク付着や歯肉炎の抑制効果が報告されており[2,3]、IPMP入りの洗口液もプラークへの浸透性から、CPCと同等あるいはそれ以上の効果が期待されるため、これらの医薬部外品の洗口液を選択するほうがよいと思われます。また、アルコール入りの洗口液については、殺菌効果が期待できる濃度ではないため、他の洗口液との殺菌効果に大差はないと考えられます。

　歯磨剤を使用した後に正（＋）に荷電した殺菌剤を含む洗口液を使用する場合、負（－）に荷電した歯磨剤の成分で殺菌効果を弱める可能性が指摘されていることから[4]、歯磨剤使用後の洗口液の使用に際しては注意が必要です。

▼ この答えの根拠となる文献はコレ！

1. Osso D, *et al*. Antiseptic mouth rinses：an update on comparative effectiveness, risks and recommendations. J Dent Hyg 2013；87(1)：10-18. **PMID** 23433693（殺菌剤を含む洗口液：効果の比較、リスクおよび推奨に関する最新レビュー）

　殺菌剤を含む洗口液についてのレビュー。ホームケアの補助として殺菌剤を含む洗口液を使用することは、プラーク付着の減少や歯肉炎の抑制に効果があることが多くの研究で示されている。

2. Allen DR, *et al*. Efficacy of a mouthrinse containing 0.05% cetylpyridinium chloride for the control of plaque and gingivitis：a 6-month clinical study in adults. Compend Contin Educ Dent 1998；19 (2 Suppl)：20-26. **PMID** 10371878（プラーク付着および歯肉炎抑制を目的とした0.05%塩化セチルピリジニウム配合洗口液の有効性：成人における6ヵ月臨床研究）

　6ヵ月間の臨床研究を行った結果、ブラッシング後に0.05%のCPC入りの洗口液を使用すると、歯肉縁上プラークの減少や歯肉炎の抑制効果が認められた。

3. Haas AN, *et al*. Essential oils-containing mouthwashes for gingivitis and plaque：Meta-analyses and meta-regression. J Dent 2016；55：7-15. **PMID** 27628316（歯肉炎とプラークに対するエッセンシャルオイル含有洗口液：メタアナリシスとメタ回帰分析）

　エッセンシャルオイル含有洗口液についてのレビュー。ブラッシングでのプラーク除去に加えて、エッセンシャルオイル含有洗口液を使用することは、ブラッシングだけを行うよりもプラークが減少し、歯肉炎が抑制される。

4. Sheen S, *et al*. Effect of toothpaste on the plaque inhibitory properties of a cetylpyridinium chloride mouth rinse. J Clin Periodontol 2003；30(3)：255-260. **PMID** 12631184（塩化セチルピリジニウム配合洗口液のプラーク抑制効果に歯磨剤が及ぼす影響）

　歯磨剤を使用した直後にCPC入りの洗口液を使用した時に比べ、水で含嗽した後にCPC入りの洗口液を使用した時のほうが、4日後のプラークの付着量が減少していた。

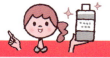

洗口液に関する疑問

Q18 口臭予防の洗口液の成分って?

口臭予防のための洗口液には、どんな成分が含まれているのでしょうか?患者さんに、洗口液の成分がどう作用するかも含めて教えてほしいと言われました。

A18 口腔細菌の成育を抑制したり、口臭自体を隠す成分などが入っています。

回答：於保孝彦

　口臭予防をうたった洗口液は、口臭の主な原因物質である揮発性硫黄化合物（VSC）を抑えるためにさまざまな成分を入れて作られています[1]。

　クロルヘキシジン（CHX）や塩化セチルピリジニウム（CPC）などの抗菌薬は、VSCを産生する口腔細菌の成育を抑制します。ただし、CHXは、アナフィラキシーショックの例があったことから、日本においては口腔細菌の成育抑制に有効な濃度以下に調整されています（原液濃度0.05％以下）。

　亜鉛などの金属イオンは、硫黄と結合することによって、非揮発性の硫黄化合物を形成し、VSCを産生させないようにするはたらきがあります。亜塩素酸ナトリウムや過酸化水素などの酸化剤は、硫黄含有アミノ酸からVSCが産生されるのを抑える作用があります。

　ペパーミントやスペアミントなどの香料は、口臭自体をマスキングする効果があります。これらの成分が配合された洗口液は、短期間および長期間における研究で口臭抑制効果が認められています[2]。

　有効成分が配合された洗口液は、一時的に口臭を抑えるのに適していますが、口臭予防の基本はあくまでも口腔清掃による口腔細菌のコントロールです。機械的な清掃が難しい場合は、洗口液での洗口でその効果に期待することもできるでしょう。また、洗口液は、磨き残しの口腔細菌が徐々に増殖して口臭が強くなる傾向がある昼食前や夕食前[3]の時間帯に使用するのも、有効な使い方の一つと思われます。

▼ この答えの根拠となる文献はコレ！

1. Slot DE, *et al*. Treatment of oral malodour. Medium-term efficacy of mechanical and/or chemical agents : a systematic review. J Clin Periodontol 2015 ; 42(Suppl 16) : S303-316. **PMID** 25682952 （口臭治療 機械的方法と化学的方法の併用、または一方のみを行った場合の中期的効果）

　口臭治療の方法に関する論文のシステマティックレビュー。各種洗口液の口臭 予防効果についても比較されている。

2. Blom T, *et al*. The effect of mouthrinses on oral malodor : a systematic review. Int J Dent Hyg 2012 ; 10(3) : 209-222. **PMID** 22429551 （洗口液 の口臭抑制効果）

　有効成分を含む洗口液の口臭抑制効果についてのシステマティックレビュー。
　333の論文から適格基準に合致した12論文について調べたところ、短期間（3週 間未満）および長期間（3週間以上）のいずれの研究においても洗口液の有効性が認 められた。

3. Samnieng P, *et al*. Daily variation of oral malodour and related factors in community-dwelling elderly Thai. Gerodontol 2012 ; 29(2) : e964-971. **PMID** 22126407 （タイの高齢者における口臭の日内変動と関連要因）

　タイの高齢者428人について口臭の日内変動を調べたところ、硫化水素濃度は 昼食前および夕食前に高くなる傾向を示した。

洗口液に関する疑問

Q19 洗口液のエッセンシャルオイルの効果について知りたい。

洗口液にはエッセンシャルオイルを含むものがありますが、洗口液に含まれるエッセンシャルオイルには、どのような効果があるのでしょうか？

A19 プラーク付着抑制効果や歯肉炎抑制効果があるとされています。

回答：角田聡子

　エッセンシャルオイル（精油）とは、植物の樹皮や花、葉、果皮などから抽出、精製された成分で、アロマテラピーなどに用いられることで知られていますが、洗口液の中にはこのエッセンシャルオイルを有効成分として含むものがあります。

　エッセンシャルオイルは非イオン性のため、負（-）に帯電しているバイオフィルムの表面に留まらず、短時間でバイオフィルム内に浸透するとされています[1]。また、広く抗菌作用を及ぼし、グラム陽性菌やグラム陰性菌だけでなく、カンジダ菌や一部のウイルスにも有効であるとの報告もあります。

　日常のセルフケアにおいて物理（機械）的な清掃の補助として使用することで、プラーク付着抑制、歯肉炎抑制作用があり、特に清掃の困難な歯の隣接面において効果的であることが示されています[2,3]。

　クロルヘキシジン（CHX）含有洗口液と比べて、長期間使用しても歯の着色や歯石形成が有意に少ないと報告されています。刺激が少ないアルコールフリーの製品もでています[4]ので、患者さんの口腔内状況や用途、好みに応じて選択するよう説明するとよいでしょう。

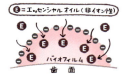
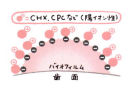

▼ この答えの根拠となる文献はコレ！

1. Serbiak B, *et al*. In vitro efficacy of essential oil mouthrinse versus dentifrices. J Dent 2018；69：49-54. **PMID** 28863962（歯磨剤に対するエッセンシャルオイル洗口液のin vitroにおける効果）

　唾液由来のバイオフィルムをハイドロキシアパタイトのディスク上に作成し、エッセンシャルオイル、歯磨剤を作用させてプラークの状態を共焦点レーザー顕微鏡で観察している。

2. Prasad M, *et al*. The clinical effectiveness of post-brushing rinsing in reducing plaque and gingivitis：a systematic review. J Clin Diagn Res 2016；10(5)：ZE01-07. **PMID** 27437376（プラークや歯肉炎減少におけるブラッシング後洗口の臨床的効果：システマティックレビュー）

　ブラッシング後にCHXやエッセンシャルオイルの入った洗口液を補助的に使用することで、プラーク付着や歯肉炎の抑制効果が示されている。

3. Araujo MWB, *et al*. Meta-analysis of the effect of an essential oil-containing mouthrinse on gingivitis and plaque. J Am Dent Assoc 2015：146(8)：610-622. **PMID** 26227646（エッセンシャルオイル含有洗口液の歯肉炎やプラークに対する効果のメタ解析）

　機械的な清掃群と機械的清掃に加え、エッセンシャルオイル含有洗口液を補助的に使用した群の、6ヵ月以上の無作為臨床試験の効果をメタ解析し、エッセンシャルオイル含有洗口液を補助的に使用した群において歯肉炎やプラークの抑制効果が有意に高いことが示されている。

4. Cortelli SC, *et al*. Long-term management of plaque and gingivitis using an alcohol-free essential oil containing mouthrinse：a 6-month randomized clinical trial. Am J Dent 2013；26(3)：149-155. **PMID** 23986962（アルコールフリーのエッセンシャルオイル含有洗口液を使用したプラーク、歯肉炎に対する長期的な管理：6ヵ月の無作為化臨床試験）

　陰性対照群およびアルコールフリーの塩化セチルピリジニウム含有洗口液と比較して、アルコールフリーのエッセンシャルオイル含有洗口液が、プラークや歯肉炎の抑制に効果があることを示している。

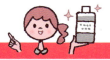

洗口液 に関する疑問

Q20 洗口液は使ったほうがよい？

患者さんに「歯磨きに加えて、洗口液を使用した方がいいですか？」と聞かれて困りました。どう答えたらいいですか？

A20 患者さんの状況や求める予防効果に応じてアドバイスしましょう。

回答：長田恵美、於保孝彦

　それぞれの洗口液の効能を理解したうえで、その効果を期待するならば、答えは"YES"です。

　しかし、質問の意図が、「洗口液を使わないでブラッシングだけでは不十分か」ということであれば、患者さんの口腔状態によっては「そんなことはありませんよ。○○さんなら今のブラッシング習慣だけでもむし歯／歯周病を予防できています」という対応でよい場合もあるでしょう。答えは患者さんの状況によります。

　たとえば、歯列矯正装置や補綴物の装着でプラークが停滞しやすい、歯根が露出している、歯の脱灰部位が多い、口腔乾燥症があるなどのう蝕リスクの高い患者さんに対しては、ブラッシングに加えてう蝕予防効果のあるフッ化物洗口液の使用が推奨されています[1,2]。フッ化物洗口液も、薬局やドラッグストアでOTC医薬品として販売される製品が出てきたことによって、より購入しやすくなりつつあります。

　Q17～19に示した洗口液の知識をもとに、必要性や遂行能力など、それぞれの患者さんの状況に応じて、アドバイスしましょう。

▼ この答えの根拠となる文献はコレ！

1. Zayan M. Dentifrices, mouthrinses, and chewing gums. In：Harris NO, Garcia-Godoy F, Nathe CN（eds）. Primary Preventive Dentistry 8th ed. London：Pearson, 2014：148-162.（歯科における一次予防 第8版：歯磨剤、洗口液、ガム）

　プラーク形成、う蝕、歯肉炎に対して予防効果のある洗口液中の成分について、また口臭や口腔乾燥対策の洗口液について述べられている。

2. U.S. Department of Health and Human Services Centers for Disease Control and Prevention（CDC）：Recommendations for using fluoride to prevent and control dental caries in the United States. Morbidity and Mortality Weekly Report Recommendations and Reports 2001；50 No.RR-14（米国におけるう蝕予防と制御のためのフッ化物応用の推奨）

　フッ化物洗口によるう蝕予防と制御の効果のエビデンスの質はグレード1（もっとも高いグレード）であり、う蝕リスクの高い集団に対するフッ化物洗口の推奨の強さはA（もっとも推奨する：この応用方法を支持する良好なエビデンスがある）である。

第**2**章

生活習慣に
関する疑問

Q21
▼
Q27

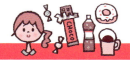

食品に関する疑問

Q21 紅茶に牛乳を入れるとう蝕リスクを下げられる?

う蝕リスクが高く、毎日頻繁に紅茶を摂取する習慣のある患者さんに、紅茶に砂糖を入れないことに加え、牛乳を入れるよう伝えたほうがよいでしょうか？　牛乳の中の乳糖が気になり、迷っています。

A21 う蝕や酸蝕症のリスクをコントロールするくふうの1つとして勧められます。

回答：安細敏弘

　一般に、紅茶のpHは約5.5といわれており、紅茶の種類によっては酸性度がさらに低いものもあるため(例：アッサムティーはpH 4.9)、頻繁に摂取することは、酸性の食品に由来するいわゆる「酸蝕症」のリスクを上げる可能性があります。

　一方、紅茶には、フッ化物やポリフェノールといったう蝕の抑制作用をもつ成分も含まれています。また、牛乳の酸性度は中性領域であり(pH 6.8)、牛乳に含まれるラクトース(乳糖)はう蝕原性が糖類でもっとも低いうえに、牛乳にはカルシウムやリン酸、カゼインなどのう蝕抑制因子も含まれています[1]。さらに最近の報告で、牛乳やヨーグルトは酸蝕症への防御因子としての役割も有することが示唆されています[2,3]。

　このように考えると、ご質問のように、紅茶に砂糖を入れずに牛乳を入れてミルクティーとして飲むことは、う蝕や酸蝕症のリスクをコントロールするくふうの1つとして勧められると思います。ただし、摂取する紅茶の量(牛乳との比率も含め)と頻度が過度になると、エナメル質の臨界pH値である5.5を下回る機会が増えることになるため、リスクが上がり問題になる可能性があります。1日に何杯も飲むといった極端な習慣は、改善してもらうよう指導する必要があると思います。

▼この答えの根拠となる文献はコレ！

1. Fejerskov O, Kidd E(編), 髙橋信博, 恵比須繁之(監訳). デンタルカリエス. 東京：医歯薬出版, 2013, 315-316.

　牛乳はエナメル質の溶解を起こしにくく、含有するカルシウムやリン酸、カゼイン由来の作用により、う蝕に対する抑制的ないし中立的なはたらきが示唆されている。

2. Manaf ZA et al. Relationship between food habits and tooth erosion occurrence in Malaysian University students. Malays J Med Sci 2012；19 (2)：55-66. PMID 22973138（マレーシア大学学生における食習慣と酸蝕症の関連）

　大学生150名を対象に酸蝕症の実態を調査したところ、68％の者に酸蝕症が認められ、1日1回以上牛乳を摂取している者は1週間に1～2回程度かそれ以下の摂取の者に比べて有意に酸蝕症が少なかった（オッズ比：0.29）。

3. Richard D. Impact of diet on tooth erosion. Evidence-Based Dent 2016；17(2)：40. PMID 27339233（酸蝕症と食事の関連を調べたメタ分析）

　横断研究（11報）と縦断研究（2報）のデータを基にメタ分析を試みたところ、炭酸飲料や果汁100％ジュースは酸蝕症のリスクを上げる（オッズ比：1.60および1.20）のに対して、牛乳やヨーグルトはリスクを下げる（オッズ比：0.96および0.77）ことが示唆された。

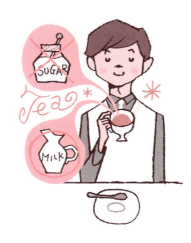

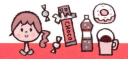

食品に関する疑問

Q22 砂糖の入っていない炭酸水も、歯に悪い?

患者さんに、「砂糖の入っていない炭酸水を飲んでいるけど、これも歯にはよくないんですか?」と聞かれました。どう答えればよいでしょうか?

A22 酸味料が入っていなければ、歯への影響は小さいと考えられます。

回答：邵 仁浩

　患者さんが飲んでいるのが、純粋な炭酸水であれば、歯への影響は小さいと考えられます。

　一般的に原材料が水と二酸化炭素のみの純粋な炭酸水は、pH 5程度の弱酸性の飲料です。「酸蝕症」のリスクは飲料のpHと残留飲料が唾液で中和されるまでの時間(緩衝能)に関係します。純粋な炭酸水は、コーラなどの炭酸飲料(pH 2.5～3.0)と比較して酸性度が弱く、また、摂取後は一時的にpHが低下するものの唾液によって短時間(1分以内)でエナメル質の臨界pH値である5.5以上に回復します[1,2]。このことから、「酸蝕症」のリスクは完全に否定はできませんが、心配するほどではないと考えられます。

　ただし、レモンなどの風味づけに酸味料(主にクエン酸)を添加することで、コーラなどの炭酸飲料と同程度の酸性度を示す炭酸水(砂糖なし)もありますので、成分表示を確認するなどの注意が必要です[3]。

　また、歯根面の表層を覆うセメント質や象牙質では、臨界pHはエナメル質に比べてさらに高くなる(pH 6.7)ことから、歯周病などで歯根面が露出した場合には、より注意を喚起するというように、患者さんの口腔内の状況に応じた指導が必要となります。

▼ この答えの根拠となる文献はコレ！

1. Fejerskov O, Kidd E（編），髙橋信博，恵比須繁之（監訳）．デンタルカリエス．東京：医歯薬出版，2013，217-219．

果汁オレンジジュースなどの緩衝能が低い飲料を摂取後の舌背pHは、約2分間にわたって低い状態を維持したが、緩衝能の高い飲料を摂取後の舌背pHは、1分以内に5.5以上に回復した。

2. Parry J, *et al*. Investigation of mineral waters and soft drinks in relation to dental erosion. J Oral Rehabil 2001；28(8)：766-772. PMID 11556958（酸蝕症に関連するミネラルウォーターとソフトドリンクの調査）

抜去歯と粉末状ハイドロキシアパタイトを各種ミネラルウォーターおよび炭酸水、ソフトドリンクに浸漬し、実験的溶解試験を用いて酸蝕能を評価した。

その結果、全種類のミネラルウォーターは、非常に低い溶解レベルを示した。炭酸水はミネラルウォーターと比較してわずかに大きい溶解レベルを示したが、ソフトドリンクの100分の1程度であった。

3. Brown CJ, *et al*. The erosive potential of flavoured sparkling water drinks. Int J Paediatr Dent 2007；17(2)：86-91. PMID 17263857（風味づけ炭酸水の酸蝕能）

粉末状ハイドロキシアパタイトを風味づけ炭酸水に30分間浸漬後、ハイドロキシアパタイトの実験的溶解試験を用いて酸蝕能を評価した。

その結果、風味づけ炭酸水は低いpH(2.74～3.34)を示し、溶解試験では、果汁オレンジジュースと同程度かそれ以上の高い酸蝕能を示した。

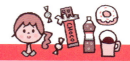

食品に関する疑問

Q23 アルカリ性食品は口腔内を酸性にしない？

患者さんに飲食による口腔内の酸性化がう蝕のリスクにつながると説明した際、「アルカリ性食品だったら口の中は酸性にはならないはずだ」と言われ、説明しきれませんでした。本当にそうなのでしょうか？

A23 アルカリ性食品・酸性食品関係なく、糖を含むものを食べれば口腔内は酸性になります。

回答：川戸貴行、田中秀樹

　酸性食品・アルカリ性食品とは19世紀末に提唱された概念で、体内での栄養素の燃焼を想定し、食品を高温で燃やして生じた灰を溶かした水溶液が酸性であれば酸性食品、アルカリ性であればアルカリ性食品としています。つまり、食品に含まれる無機陽イオン（ナトリウム、カリウムなど）と無機陰イオン（リン、イオウなど）のバランスで判断され、たとえば、無機陽イオンをより多く含む海藻やお酢はアルカリ性食品に、無機陰イオンをより多く含む肉類や卵は酸性食品に分類されます。

　口腔内の環境は唾液の影響を強く受け、pHは6.8～7.2の中性領域に保たれています。食品中の無機イオンが口腔内で唾液に完全に溶出することはなく、その量は微量であることから、食品中の無機イオンによって、口腔内のpHが大きく変化する可能性は低いです。一方、食品自体の酸性度は口腔内に影響を及ぼします。炭酸水や果汁ジュースなど、エナメル質の臨界pHを下回る食品を頻回に摂取すると、細菌由来の酸によらないエナメル質の脱灰を引き起こし、歯の酸蝕症の原因となります。さらに、う蝕に関連する食品側の因子としては、食品中の糖の量と種類、口腔内の停滞性、摂取頻度が挙げられます。甘味菓子など、砂糖（ショ糖）を多く含み、口腔内に残りやすい食品を頻繁に口にすると、う蝕のリスクは高くなります。

　以上のことから、患者さんへの説明では、お酢などを例に挙げてアルカリ性食品と食品自体のpHは一致しないこと、また、口腔の健康には食品自体のpHや糖の含有および性状の影響が大きい点が、ポイントとなると思われます。

▼ この答えの根拠となる文献はコレ！

1. Richard D. Impact of diet on tooth erosion. Evidence-Based Dent 2016；17(2)：40. PMID 27339233（酸蝕症と食事の関連を調べたメタ分析）

　歯の酸蝕症と食事の関連性を調べた疫学研究報告を、メタアナリシスで分析した研究。
　8歳から19歳までの者を対象とした横断研究と縦断研究を統合・分析した結果、歯の酸蝕症のリスクは、炭酸飲料水、酸味あるいは甘味を有する菓子、および酸味を有する果汁ジュースの摂取が多いと高くなり、ミルクとヨーグルトの頻繁な摂取で低下することが明らかとなった。

2. Marshall TA, *et al*. The roles of meal, snack, and daily total food and beverage exposures on caries experience in young children. J Public Health Dent 2005；65(3)：166-173. PMID 16171262（小児のう蝕経験に及ぼす食品・飲料の摂取の影響）

　634人の小児を対象として、1歳から5歳までの間の炭水化物を含む食品・飲料の摂取状況と、4歳から6歳の時点でのう蝕経験との関連性を調べた研究。
　う蝕を経験するリスクは、間食での100%ジュース、間食あるいは食事での炭酸飲料、および間食時の精製糖を含む食品の摂取で増加し、食事におけるコーンスターチ（でんぷん）や精製糖を含む食品の摂取では低下した。

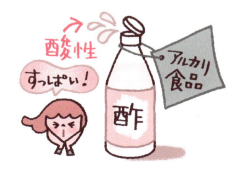

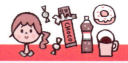

食品に関する疑問

Q24 科学的根拠のある歯周病予防目的の食品は存在する?

近年、注目される健康食品で、う蝕予防をうたったものはよく見かけるのですが、歯周病予防をうたった食品は少ないように思います。科学的な根拠がある歯周病予防を目的とした食品には、どんなものがあるのでしょうか？

A24 特定保健用食品や機能性表示食品に、歯ぐきを健康に保つことをうたったものが存在します。

回答：永田英樹

　いわゆる「健康食品」のなかには科学的根拠の乏しいものもありますが、医学・栄養学的根拠に基づいて健康強調表示を許可された食品もあります。「特定保健用食品（トクホ）」として許可された食品は、2017年12月時点で、1,000件を超えていて、歯科領域に含まれるものも約100品目存在しますが、その大部分は"歯の健康"に関するものです。

　"歯ぐきの健康"に関するものとしては、「歯を支えるハグキの健康を保つ」食品として「カルシウムと大豆イソフラボンアグリコン」を含むタブレット[1]が、「歯垢の生成を抑え、歯ぐきの健康を保つ」食品として「ユーカリ抽出物（マクロカルパールC）」配合のチューインガム[2]が承認されているのみです。しかも前者は、対象が更年期を過ぎた女性に限定されています。

　また、2015年4月から企業の責任で機能表示ができる「機能性表示食品」制度が施行されました。2015年度には300件を超える食品が届け出られていますが、現在、歯科領域に含まれるものは、「歯ぐきを丈夫で健康に保つ」食品としてロイテリ菌（L. reuteri DSM 17938株）を含むヨーグルトやサプリメントが届け出られているのみです。

　近年では、ビタミン類、脂肪酸、プロバイオティクス、抗菌性食品などを用いた、歯周組織の健康の保持や増進を目的とした機能性食品に関する介入研究が活発に行われるようになってきています[3]。これらの科学的な根拠が示された保健用機能食品は、うまく取り入れれば、セルフケアの一方法として応用できるでしょう。

▼ この答えの根拠となる文献はコレ！

1. 稲垣幸司ほか．閉経後女性の歯周メインテナンスにおけるカルシウムと大豆イソフラボン摂取の有効性　無作為化比較対照試験．日歯保存誌 2003；46：538-548.

　カルシウムと大豆イソフラボンの単独あるいは併用での摂取は、閉経後女性の歯周病リスクを低減し、歯周病のメインテナンスに寄与する可能性を示している。
　「カルシウムと大豆イソフラボンアグリコン」配合タブレットの機能性の根拠となった論文。

2. Nagata H, et al. Effect of eucalyptus extract chewing gum on periodontal health：a double-masked, randomized trial. J Periodontol 2008；79(8)：1378-1385. **PMID** 18672986（歯周組織の健康に及ぼすユーカリ抽出物配合チューインガムの効果：二重盲検、無作為化対照試験）

　ユーカリ抽出物配合チューインガムの摂取は、プラーク堆積量を抑制し、歯肉の炎症を抑え、歯周組織の健康に寄与する可能性を示している。
　「ユーカリ抽出物（マクロカルパールC）」配合チューインガムの機能性の根拠となった論文。

3. 雫石 聰，田中宗雄，永田英樹．最近の歯周保健のための機能性食品に関するエビデンス．口腔衛生会誌 2011；61(2)：190-202.

　歯周組織の健康のための機能性食品に関する国内外の介入研究を中心とした論文を、システマティックレビューにより調査、分析し、歯周保健のための機能性食品のエビデンスを評価した総説。

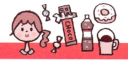

食品に関する疑問

Q25 キシリトールガムの種類の違いは?

キシリトール入りのガムには多くの種類がありますが、市販品や歯科専売品ではどのような違いがあるのでしょうか?

A25 歯科専売品は市販品と比べて、う蝕予防効果の向上が期待されます。

回答:田中秀樹、中井久美子

　チューインガム(ガム)は、主に味と爽快感を楽しむための嗜好品として消費されていましたが、国民の健康意識の高まりを受けて1990年頃から、砂糖に代わり代用甘味料が添加された製品が数多く販売されるようになりました。

　ガムに添加される代用甘味料としては、キシリトール、ソルビトール、アスパルテームなどがありますが、これらの甘味料はプラーク中の細菌による発酵性が低く、う蝕の原因となる有機酸がほとんど産生されません。さらに、ガムを噛むことで唾液の分泌が促進することから、代用甘味料を含むガムの常用によってう蝕が予防されると考えられており、実際にその効果を確認した多くの疫学研究[1]があります。

　代用甘味料にはそれぞれ甘さに違いがあります。多くのガムでは、複数の代用甘味料がさまざまな割合で配合されていますが、その理由の一つは、人々の嗜好に合う甘さにするためと思われます。

　また、最近では、代用甘味料だけでなくエナメル質の再石灰化を促進させる物質として、リン酸化オリゴ糖カルシウム(POS-Ca)やカゼインホスホペプチド(CPP-ACP)を加えたガムも市販されています。歯科専売品のガムには、これらの成分やキシリトールの配合割合を高めたものやフッ化物を加えたものがあり、う蝕予防効果の向上が期待されています[2]。

▼この答えの根拠となる文献はコレ！

1. Deshpande A, *et al*. The impact of polyol-containing chewing gums on dental caries. A systematic review of original randomized controlled trials and observational studies. J Am Dent Assoc 2008 ; 139(12) : 1602-1614. **PMID** 19047666（糖アルコール含有ガムがう蝕に及ぼす影響のシステマティックレビュー）

　糖アルコールを含むガムのう蝕抑制効果を調べた疫学研究を、メタアナリシス解析した。う蝕予防効果は、キシリトールのみを使用したガムとキシリトールとソルビトール双方を使用したガムで50％以上、ソルビトールのみを使用したガムでは20％であった。

2. Morgan MV, *et al*. The anticariogenic effect of sugar-free gum containing CPP-ACP nanocomplexes on approximal caries determined using digital bitewing radiography. Caries Res 2008 ; 42(3) : 171-184. **PMID** 18446025（隣接面う蝕におけるCPP-ACP含有シュガーフリーガムの予防効果）

　1日3回のCPP-ACP含有ガム摂取のう蝕抑制効果を、ランダム化比較試験で調べた。2年間の試験期間で、CPP-ACP含有ガム摂取群で観察されたう蝕の進行は、これを含有しないガム摂取群に比べて有意に少なかった。

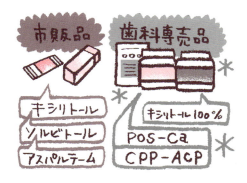

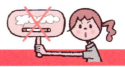

喫煙に関する疑問

Q26 禁煙後、健康な歯肉を取り戻すまでどのくらいかかる？

喫煙習慣のある歯周病の患者さんに禁煙を勧めたところ、「タバコをやめると、どれくらいで元の健康な歯ぐきに戻るのですか？」と聞かれました。目安はどのくらいでしょうか？

A26 約1年後には、歯肉の形態が正常な状態に近づきます。

回答：於保孝彦、長田恵美

　禁煙開始から数週間すると歯肉出血が起こりやすくなります[1]。しかしこれは、喫煙によって抑制されていた炎症反応（防御反応）が正常に起こるようになったことが原因です。体が正常な反応をしているのですから、心配は要りません。

　そもそも、喫煙が歯周病のリスク因子であることは多くの研究で認められています。タバコ成分の影響で、歯肉血管の障害、免疫機能の低下、歯周ポケット内での嫌気性菌の増殖などが起こるため歯周病が進みます。数年間喫煙すると、歯肉の表面は釉薬を塗ったような光沢を放ち、線維性に肥厚して硬くなります。しかし、ブラッシング時に出血がほとんどないため、気づかないうちに重症化することが多いのです。

　禁煙約1年後には、このように肥厚していた線維性の歯肉の形態がより正常に近づき、歯周病は安定した状態になります[2]。ほとんどの患者さんでアタッチメントロスは停止するか、または劇的に緩やかになります。また、禁煙によって歯周病の治療効果が高まることもわかっています。

　歯周病の改善に禁煙は大前提となります。禁煙で歯肉が必ず回復することを伝え、患者さんの禁煙の決意を後押ししましょう。そして、喫煙により低下した免疫系を回復できるわけではないものの、日々ていねいに清掃を行うことで口腔細菌による攻撃を和らげられることも忘れずに伝えてください。

▼ この答えの根拠となる文献はコレ！

1. Nair P, et al. Gingival bleeding on probing increases after quitting smoking. J Clin Periodontol 2003；30(5)：435-437. PMID 12716336（禁煙後プロービング時の歯肉出血は増加する）

　27名の喫煙者(18〜60歳、3年間以上にわたって毎日10本以上喫煙、20歯以上保有)に対して、禁煙開始時と4〜6週後の歯周診査を行った。
　プラークスコアは低下したにもかかわらず、歯肉出血部位数は約2倍に増加した。また、プロービング深さに変化は認められなかった。

2. Harris NO, Willmann DE. Periodontal disease prevention：facts, risk assessment, and evaluation. In：Harris NO, Garcia-Godoy F(eds). Primary Preventive Dentistry 6th ed. London：Pearson, 2004；367-398.（歯周病の予防：現状、リスク判定、評価）

　歯周病の予防に関して、喫煙が歯周病にもたらす影響や禁煙後に歯周組織に認められる回復の様子について述べられている。

3. Zee KY. Smoking and periodontal disease. Aust Dent J 2009；54(Suppl 1)：S44-S50. PMID 19737267（喫煙と歯周病）

　喫煙と歯周病の関係について臨床家向けに書かれたレビュー。
　多くの臨床および疫学データから、喫煙と歯周病の関係が明らかになっている。臨床家は歯周組織に対する喫煙の悪影響と禁煙の効果を患者に伝えるべきとしている。

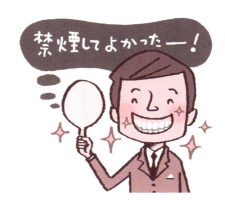

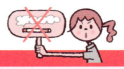

喫煙に関する疑問

Q27 禁煙後にできた口内炎への対応は？

ニコチンパッチを使って禁煙を始めた患者さんから、禁煙後に口内炎ができたという相談を受けました。どのように対応すればよいでしょうか？

A27 ニコチンパッチの副作用ではないことを伝え、禁煙の継続を促しましょう。

回答：小島美樹

　習慣的に喫煙している人の体内には、つねに一定量のニコチンが存在します。タバコをやめるとニコチンが身体から徐々に抜け、タバコによりダメージを受けていた組織や機能が正常に回復していきます。その過程で現れるさまざまな症状を、禁煙離脱症状（タバコの禁断症状）といいます[1]。

　禁煙後に出現する口内炎（口腔潰瘍）も、この離脱症状の一つであると考えられています。ニコチンパッチを使用したことによる副作用ではありません。禁煙を開始した人のうち約40％に発症するといわれており、ほとんどの場合、禁煙を始めて2週間以内に現れます[2]。

　なぜ禁煙後に口内炎ができやすくなるのかはよくわかっていませんが、仮説としては、タバコ成分による口腔粘膜上皮の角化や抗菌作用が潰瘍形成に抑制的にはたらいている[3]、禁煙後のストレスにより免疫反応が低下する、などが報告されています。

　重症化する症例は少なく、多くは1ヵ月以内に治癒します。口内炎は痛みをともなうため、喫煙再開のきっかけとなりやすいですが、このような説明を行い、引き続きニコチンパッチを使用して、禁煙を継続してもらうようアドバイスをしてください。

▼ この答えの根拠となる文献はコレ！

1. Hughes JR. Effects of abstinence from tobacco：valid symptoms and time course. Nicotine Tob Res 2007；9(3)：315-327. **PMID** 17365764（禁煙の影響：確定症状とその経時変化）

　1990年〜2004年に発表された禁煙後に生じる影響についての論文レビュー。禁煙の離脱症状を確実性の観点から分類している。

2. McRobbie H, et al. The relationship between smoking cessation and mouth ulcers. Nicotine Tob Res 2004；6(4)：655-659. **PMID** 15370162（禁煙と口腔潰瘍との関連性）

　喫煙者1,234人の禁煙後を追跡して、口腔潰瘍の発症の割合や時期、経時変化、重症化の割合などを報告している。

3. Grady D, et al. Smokeless tobacco use prevents aphthous stomatitis. Oral Surg Oral Med Oral Pathol 1992；74(4)：463-465. **PMID** 1408021（無煙タバコ使用はアフタ性口内炎の発症を抑制する）

　無煙タバコを使用する者は使用しない者に比べて、アフタ性口内炎の発症が少なかったことを報告している。

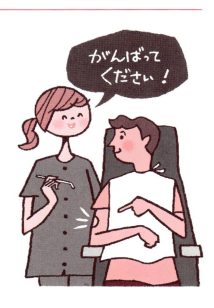

第**3**章

疾患・症状に
関する疑問

Q28
▼
Q43

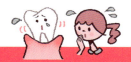

歯周病に関する疑問

Q28 歯のない口腔内に歯周病菌はいない?

患者さんに「歯がなくなれば、歯周病菌が棲む歯周ポケットもなくなるので、歯周病菌はいなくなるのでしょうか？ 総入れ歯になれば歯磨きは必要ありませんか？」と聞かれました。どう答えればよいでしょうか？

A28 すべての歯がなくなっても歯周病菌は口腔内に棲息します。

回答：小島美樹

　歯周病菌はすべての歯がなくなっても、口の粘膜である舌、口腔底、口蓋、頬粘膜、口腔前庭、歯肉の表面に棲息することがわかっています[1]。特に舌苔には多くの歯周病菌が含まれており、舌苔の量が増加すると歯周病菌も増えます。さらに、歯周病菌は口の粘膜の組織内や細胞の中にも棲息できることが知られています。

　総義歯を入れている人の口腔細菌を調べた最近の研究では、*Porphyromonas gingivalis*（*P.g.*菌）などのいくつかの歯周病菌が唾液から検出されています[2]。*P.g.*菌は、動脈硬化性疾患や関節性リウマチに関与するという報告がある菌です。また、義歯の粘膜面や人工歯からも歯周病菌が見つかっています。総義歯の装着後に口腔内の歯周病菌の検出率が上昇したというデータもあります[3]。清掃が不十分な義歯では、手入れがよい義歯に比べて歯周病菌の検出率が高くなります。さらに、歯周病菌の増加にともない、義歯による口内炎の原因となるカンジダ菌も増加します。

　このような理由から、歯がなくなっても、毎日の手入れで口腔内と義歯を清潔に保つことが大切であることを、患者さんに伝えましょう。

▼ この答えの根拠となる文献はコレ！

1. Sachdeo A, *et al*. Biofilms in the edentulous oral cavity. J Prosthodont 2008；17(5)：348-356. **PMID** 18355168（無歯顎者のバイオフィルム）

　無歯顎者の唾液、口腔内の各部位、義歯などのサンプルについて、各種口腔細菌の検出有無とその分布を報告している。

2. Yasui M, *et al*. Colonisation of the oral cavity by periodontopathic bacteria in complete denture wearers. Gerodontology 2012；29(2)：e494-502. **PMID** 21929616（総義歯装着者の口腔における歯周病菌の検出）

　総義歯装着者においても口腔内から歯周病菌が検出されることを報告している。

3. Andjelkovic M, *et al*. Does the prevalence of periodontal pathogens change in elderly edentulous patients after complete denture treatment? J Prosthodont 2017；26(5)：364-369. **PMID** 26619204（高齢の無歯顎患者において総義歯の装着後に歯周病菌の検出率は変化するのか?）

　総義歯装着後の歯周病検出率の増加を報告している。

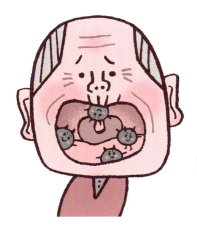
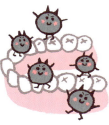
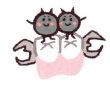

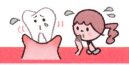

歯周病 に関する疑問

Q29 歯周病予防に必要な栄養素は?

患者さんに、歯周病を防ぐために必要な栄養素について質問されました。今わかっている歯周病に関連する栄養素について教えてください。

A29 さまざまな栄養素が歯周病との関連について報告されています。

回答：小幡純子、於保孝彦

　歯周病に対して栄養素は重要な役割を果たしています。さまざまな栄養素が、全身における感染予防や創傷の治癒促進にかかわることから、歯周病に対する感受性や歯周病の進行に影響を与えていると考えられます。

　まず、主要栄養素についてはバランスのよい摂取が大切です。近年、タンパク質であるカゼインや乳清の摂取量が多い人は歯周病リスクが低いという報告[1]がなされています。また、体脂肪が高い人は歯肉出血の増加が見られる一方、オメガ3脂肪酸は歯周病において炎症反応を抑制することが報告[2]されています。

　次に、微量栄養素について、ビタミンCはコラーゲンの生成や酸化ストレスへの耐性に必要です。その摂取が低い人(0〜29 mg/日)の歯周病のリスクは、摂取量が多い人(180 mg以上/日)の1.3倍であったという報告[3]もあります。また、カルシウムとビタミンDの摂取が歯周治療に良い影響を与えるというデータ[2]や、マグネシウムの摂取が歯周病や歯の喪失を予防するというデータ[4]もあります。

　ここ数年、歯周病と栄養の関連が多く報告されています。定期的な歯科受診時に食事評価を行い、バランス良く栄養素を摂取するよう食事指導を行うことは、歯周病予防や歯周組織治癒の手助けとなるでしょう。

▼ この答えの根拠となる文献はコレ！

1. Adegboye AR, et al. Calcium, vitamin D, casein and whey protein intakes and periodontitis among Danish adults. Public Health Nutr 2016；19(3)：503-510. PMID 25936381（デンマークの成人におけるカルシウム、ビタミンD、カゼイン、乳清の摂取と歯周炎）

カルシウム、ビタミンD、カゼイン、乳清の摂取が歯周炎に与える影響を調べるために、3,287名の成人(18歳以上)の食事調査と口腔診査の結果を用いた。
その結果、推奨量のカルシウム(女性50歳未満、男性70歳未満は1,000mg/日、女性50歳以上、男性70歳以上は1,200mg/日)、32g以上/日のカゼイン、9.6g以上/日の乳清の摂取により、重度歯周炎(アタッチメントロス6mm以上が2部位以上かつ歯周ポケットが5mm以上の部位が1部位以上)になる可能性が低いことがわかった。
ビタミンDの単独摂取と重度歯周炎との関連は特に認められなかった。

2. Najeeb S, et al. The role of nutrition in periodontal health：an update. Nutrients 2016；8(9)：530. PMID 27589794（歯周組織の健康における栄養の役割：最新版）

歯周組織の健康維持および治癒における栄養の役割について、最新のデータを基に記されたレビュー。

3. Nishida M, et al. Dietary vitamin C and the risk for periodontal disease. J Periodontol 2000；71(8)：1215-1223. PMID 10972636（食品のビタミンCと歯周疾患のリスク）

ビタミンCの摂取と歯周疾患の関連を調べるために、12,419名の成人(20〜90歳)の食事調査と口腔診査の結果を用いた。歯周疾患は、平均アタッチメントレベルが1.5mm以上とした。
その結果、1日180mg以上のビタミンCを摂取する人と比べ、喫煙歴がありビタミンCの摂取量が少ない人ほど歯周組織への影響が大きいことがわかった。

4. Meisel P, et al. Magnesium/calcium ratio in serum predicts periodontitis and tooth loss in a 5-year follow up. JDR Clin Trans Res 2016；1(3)：266-274.（血清マグネシウム/カルシウム比を用いた歯周炎の進行および歯の喪失の予測。5年間の追跡調査）

適切なマグネシウムの摂取は、歯周炎の進行と歯の喪失の予防に効果がある可能性が示唆されている。

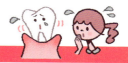

歯周病に関する疑問

Q30 歯周病検査における唾液検査の有効性は?

歯周病のメインテナンス患者さん・SPT患者さんを対象に、医院で唾液検査の導入を考えています。その有効性について教えてください。

A30 唾液検査は、既存の歯周病検査を補完する情報を提供する可能性があります。

回答:伊藤博夫

　歯科臨床へ応用される唾液検査には、う蝕リスク関連をはじめいろいろな種類が存在しますが、今回は歯周病についてです。歯周病の診断は、現在も歯周プローブを用いた触診やエックス線検査など、最終的にはすべて目視による判定に頼っており、客観性、再現性、定量性、処理能力などのさまざまな弱点があります。また、プロービング深さ、アタッチメント、歯槽骨レベルなどは、過去の病気の結果としての組織破壊の集積であり、これらの指標からは、医科の炎症性疾患において注目される現在進行中の疾患の活動性の情報は得られません。そこで現行の歯周病検査を補完する、新しい歯周病検査が必要とされています。

　現在のところは、唾液検査の標準的な使用方法（ガイドライン）を記述するまでには至りませんが、エビデンスは集積されつつあります。特に、潜血テストは体外診断用医薬品としての承認も得ており、集団のスクリーニング検査での有用性が示唆されています。今後、プロービングを用いた既存検査を代替できるかどうかの観点ではなく、補完情報としての有用性の検討を進めることで、唾液検査の有効性のエビデンスが集積されることが期待されます。現状においても、保険収載はありませんが非侵襲性の検査でもあるため、インフォームドコンセントに基づいて実施し、上述の点に留意して適切に結果を解釈することによって、SPTやメインテナンスの患者さんのマネジメントを向上させる可能性が考えられます。

▼この答えの根拠となる文献はコレ！

1. Nomura Y, et al. Salivary biomarkers for predicting the progression of chronic periodontitis. Arch Oral Biol 2012；57(4)：413-420. **PMID** 22030151（歯周病悪化リスクの判定可能性）

非外科的歯周治療を受けた85人の慢性歯周炎患者を対象に、18ヵ月後の歯周組織検査の結果で4mm以上のアタッチメントロス進行が1歯以上に観察されたケースを「悪化」と定義したところ、57名が該当した。

術前に行われた唾液検査結果のうち、Porphyromonas gingivalis (P.g.菌) の比率とALT酵素レベルを組み合わせると、「悪化」の予知の可能性が示唆された（$p<0.001$、特異度：0.96、感度：0.40）。

2. Nomura Y, et al. A new screening method for periodontitis：an alternative to the community periodontal index. BMC Oral Health 2016；16(1)：64. **PMID** 27388493（集団スクリーニング検査としての有用性）

平均年齢50.0歳の被験者92名を対象に、無糖ガム咀嚼刺激唾液の潜血(Hb) と乳酸脱水素酵素(LD) を測定した。歯科医師によるプロービング検査からCDC-AAP基準による歯周病の有無判定と比較した。

Hb検査の感度0.759、特異度0.763、LD検査の感度0.722、特異度0.711。両者を組み合わせると、陽性反応的中率91.7%が得られた。

3. Reed SG, et al. Feasibility study of a salivary occult blood test to correlate with periodontal measures as indicators of periodontal inflammation in a population of pregnant women. J Oral Sci 2015；57(1)：55-58. **PMID** 25807909　（妊婦歯周病検診への応用可能性）

ペリオスクリーン（サンスター）による唾液潜血テストを妊婦に対して実施。Bleeding on Probing (BOP) の結果と一定の相関関係が認められた。

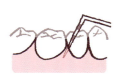 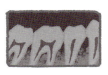

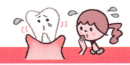

歯周病に関する疑問

Q31 加齢が歯周組織に与える影響は？

長年、歯周メインテナンスを続けている患者さんでも、80歳を超えると、それまで安定していた部位に、歯周炎の進行や再発を認めることがあります。加齢は、どのような機序で歯周組織に影響を与えるのでしょうか？

A31 加齢による3つの変化により、歯周組織の炎症が起こりやすくなります。

回答：小島美樹

　高齢者の歯周病では、生活習慣の経年的な蓄積や基礎疾患の影響が大きくなることに加えて、加齢にともなう3つの変化により、歯周病菌に対する歯周組織の炎症が起こりやすくなると考えられています。

　1つめは、免疫機能の低下です。免疫系細胞のなかで中心的役割を果たすT細胞は胸腺で育ちます。胸腺は加齢とともに小さくなるため、血中における新たなT細胞の数の減少や機能低下につながり、免疫力が落ちます[1]。

　2つめは、細胞の老化です。実験的に老化させたヒト細胞を用いた研究では、老化歯肉線維芽細胞は、若い細胞に比べて、歯周病菌の内毒素の刺激に対する応答性が高く、歯周組織の破壊に関与する炎症性物質を多く産生することが報告されています[1,2]。

　3つめは血管の変化です。動脈の加齢変化である内膜肥厚は、歯周組織の栄養血管である下歯槽動脈でも起こります[3]。これは、歯周組織の血行障害を引き起こし、自然治癒力や感染抵抗性を低下させる可能性があります。

　高齢者の歯周メインテナンスでは、良好な口腔環境の維持に加えて、全身状態や上記の加齢による変化も考慮しながら、治療計画を立てることが重要です。

▼この答えの根拠となる文献はコレ！

1. Hebling E. Effects of human ageing on periodontal tissues. In : Manakil J(ed). Periodontal Diseases-A clinician's guide. Rijeka : InTech- Open Access Publisher, 2012 : 343-356.（歯周組織への老化の影響）

歯周組織細胞や免疫細胞の加齢変化についての解説。

2. Abiko Y, et al. Effect of aging on functional changes of periodontal tissue cells. Ann Periodontol 1998 ; 3(1) : 350-369. PMID 9722719（歯周組織細胞の機能的変化に対する加齢の影響）

実験的老化歯肉線維芽細胞は、若い細胞に比べて歯周病菌の内毒素に対する応答性が高い。

3. Semba I, et al. Histomorphometric analysis of age changes in the human inferior alveolar artery. Arch Oral Biol 2001 : 46(1) : 13-21. PMID 11163591（ヒト下歯槽動脈における加齢変化の組織形態計測分析）

下歯槽動脈の加齢変化(内膜肥厚)を病理組織標本で確認。

加齢にともなう変化
● 免疫機能の低下　● 血管の変化 ● 細胞の老化

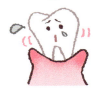

歯周組織の炎症が起こりやすくなる

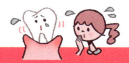

歯周病に関する疑問

Q32 糖質制限は歯周病予防にもなる?

炭水化物の摂取を制限する糖質制限は、う蝕だけでなく歯周病の予防にも有効であるという話を聞きましたが、なぜでしょうか? 歯周病の予防のため、患者さんに糖質制限を指導するべきですか?

A32 糖質制限は、糖尿病の予防を介して、間接的に歯周病予防につながると考えられます。

回答：玉木直文、福井 誠

　炭水化物の過剰摂取によって、血液中に糖質が過剰に存在する「高血糖」状態になると、終末糖化産物（AGEs）が血中で増加します。このAGEsが毛細血管の内皮細胞に存在するレセプターと結合すると、NADPHオキシダーゼを活性化し、活性酸素種が過剰に発生します。その結果として「酸化ストレス」が引き起こされ、「微小血管障害」が生じることで、歯周病などの糖尿病の合併症の発症や悪化につながると考えられています。

　歯周病と糖尿病や肥満との関係については、いままで数多く研究されてきました。その結果、肥満と歯周病の進行度が相関すると報告されました[1]。また、糖尿病に罹患していなくても、高炭水化物食の摂取によって炎症性サイトカインが増加するという報告もあります[2]。しかし、炭水化物の摂取を制限することによる糖質制限によって、歯周病の予防ができるかどうかについては、まだ臨床上のエビデンスが十分に得られているとはいえません。

　糖質制限は、糖尿病の予防を介して、間接的に歯周病の予防につながると考えられます。しかし一方で、極端な糖質制限は健康を害する可能性もあります。バランスのとれた食事を心がけることが重要です。

▼この答えの根拠となる文献はコレ！

1. Recker EN, *et al*. Novel biomarkers of periodontitis and/or obesity in saliva -An exploratory analysis. Arch Oral Biol 2015；60(10)：1503-1509. **PMID** 26263539（歯周病や肥満における唾液中の新規バイオマーカーの探索的分析）

> 対象者63人について、歯周病の進行度と肥満関連パラメーターや唾液中のバイオマーカーとの関連性を調査した横断研究。
> 歯周病の進行度と腹囲との間に、統計学的に有意な正の相関関係が認められた。

2. Gregersen S, *et al*. Inflammatory and oxidative stress responses to high-carbohydrate and high-fat meals in healthy humans. J Nutr Metab 2012；2012：238056. **PMID** 22474579（健常者における高炭水化物食や高脂肪食摂取による炎症と酸化ストレスへの応答）

> 健康な成人15名に高炭水化物食を摂取させ、前後の比較を行ったところ、血中と筋肉中の抗酸化物質が統計学的有意に減少し、炎症性サイトカイン濃度が増加した。

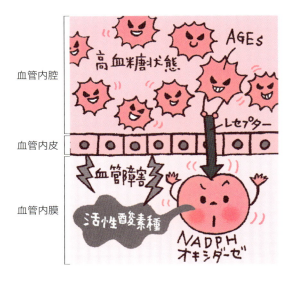

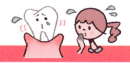

歯周病に関する疑問

Q33 歯周病の原因となる細菌の表記はどう使い分ける？

歯周病の原因となる細菌の表記には、「歯周病原菌」「歯周病細菌」「歯周病原細菌」「歯周病原性細菌」「歯周病関連細菌」など、似ていますが、使い方に違いはあるのでしょうか？　また、英語ではどのような表記になりますか？

A33 ある程度の使い分けはありますが、厳密には区別されていないようです。

回答：永田英樹

　ご質問のように、歯周病の原因となる細菌の表記にはさまざまな用語が使用されています[*1]。

　日本歯周病学会編『歯周病学用語集　第2版』[1)]では、教育・論文執筆・学会誌投稿などの際に第一選択肢として使用する用語として「歯周病原細菌」が選定されており、同義語として「歯周病原性細菌」「歯周病原菌」「歯周病細菌」が、類義語・関連語として「歯周病関連細菌」が挙げられています。

　一方、日本細菌学会用語委員会編『微生物用語集　英和・和英』[2)]では、「歯周病原菌」と「歯周病原性細菌」が掲載されています。こちらには、「歯周病原細菌」は掲載されておらず、学会によって相違があるようです。

　上記の2つの用語集から総合的に判断すると、「歯周病原細菌」「歯周病原性細菌」「歯周病原菌」および「歯周病細菌」はほぼ同じ意味で使われているものと思われます。また、「歯周病関連細菌」は、歯周病と関連はあるもののその病原性についての確信が弱いと著者が考える場合に使われるようです。ただし、実際には、厳密に区別されずに使われていることも多いと思われます。

　英語表記については両者とも「periodontopathic bacteria」と記載されています（単数形はperiodontopathic bacterium）。しかし、国際雑誌に掲載された論文には、「periodontal bacteria」「periodontal pathogens」などの表記もみられます[*2]。

▼ この答えの根拠となる文献はコレ！

1. 日本歯周病学会（編）．歯周病学用語集 第2版．東京；医歯薬出版，2013：41，101．

　　日本歯周病学会が編集している歯周病学に関する用語集。用語の他に、同義語、類義語・関連語の一覧や歯周病分類システムが掲載されている。

2. 日本細菌学会選定 日本細菌学会用語委員会（編）．微生物学用語集 英和・和英 第1版．東京；南山堂，2007：102，215．

　　日本細菌学会が選定している微生物に関する用語集。英和と和英、さらに細菌名、真菌名、動物ウイルス名などが掲載された便覧から構成されている。

用語集別 歯周病の原因となる細菌の表記

	歯周病学用語集 第2版	微生物用語集 英和・和英 第1版
歯周病原菌	○	◎
歯周病細菌	○	
歯周病原細菌	◎	
歯周病原性細菌	○	◎
歯周病関連細菌	△	
英語表記	periodontopathic bacteria	

◎＝第一選択語あるいは掲載語、○＝同義語、△＝類義語・関連語

＊1　医中誌Web（http://search.jamas.or.jp/）において、電子ジャーナルの原著論文、解説・総説では、「歯周病原細菌」は112件、「歯周病原性細菌」は130件、「歯周病原菌」は99件、「歯周病細菌」は25件、「歯周病関連細菌」は50件検索された（2018年6月29日調べ）。

＊2　Pub Med（https://www.ncbi.nlm.nih.gov/pubmed）において、「periodontopathic bacteria」は870件、「periodontal bacteria」は13,297件、「periodontal pathogens」は2,705件検索された（2018年6月29日調べ）。

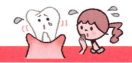

歯周病に関する疑問

Q34 妊娠中の歯肉出血は防ぎようがない?

妊婦さんから「歯ぐきからの出血が増えたのですが、このまま悪くなってしまうのでしょうか?」と質問を受けました。妊娠中はしかたないのでしょうか?

A34 セルフケアや歯周治療で悪化を防ぐことができます。

回答：中野 由、於保孝彦

　妊娠中は、女性ホルモンであるエストロゲンやプロゲステロンの分泌が増加するため、歯肉の発赤や腫脹が起こりやすくなるとともに、ある種の歯周病原細菌の増殖が促進されます。さらに、つわりによってブラッシングが困難になったり、食事回数や嗜好の変化が起こったりすることで、プラークの蓄積が進み、歯肉の出血が起こりやすくなります。

　これらの症状は、出産後、ホルモンバランスが落ち着くと改善するものです。また、中等度〜重度歯肉炎に罹患した妊婦さんに対して、個別に立案された口腔衛生指導と歯肉縁上縁下の歯石除去を行ったところ、歯肉炎や歯肉ポケットの改善が認められたという報告もあり[1]、悪化は防ぐことができるといえます。

　患者さんには、妊娠期における口腔清掃の重要性を説明し、歯肉の出血は改善できることを伝え、個々の患者さんに応じたセルフケアの方法を指導しましょう。また、必要であれば、母体にストレスがかからないように注意しながら、安定期である妊娠中期(16〜27週)に歯周治療を行うことも可能です。しかし、できれば妊娠前から口腔環境を良好に保つためのセルフケアに留意し、定期的な歯科受診を継続することの重要性を伝えておきましょう。

▼ この答えの根拠となる文献はコレ！

1. Kaur M, et al. Effect of intensive oral hygiene regimen during pregnancy on periodontal health, cytokine levels, and pregnancy outcomes : a pilot study. J Periodontol 2014 ; 85(12) : 1684-1692. PMID 25079400（妊娠期の徹底的な口腔衛生管理が妊婦の歯周組織、サイトカインレベル、分娩に与える影響：試験的研究）

妊娠16〜24週の89人の妊婦で、中等度から重度の妊娠性歯肉炎を有する者を対象とし、適切なセルフケア技術に関する教育ビデオを観てもらったうえで、日常的な口腔衛生管理を確立するため、口腔清掃道具を提供し、個別に立案された口腔衛生指導を行った。さらに非外科的歯周治療として歯石除去を行った。この時点を基準（Baseline）とし、そこから4週後と8週後の時点で口腔内診査を、Baselineと8週後において、歯肉溝浸出液ならびに血清中の炎症性サイトカインレベルの測定を行った。

その結果、8週後において、プロービング深さならびに臨床的アタッチメントレベルなどの歯周状態の改善が認められた。また、歯肉溝浸出液中の炎症性サイトカインレベルは有意に減少したが、血清中の炎症性サイトカインレベルには有意な変化は認められなかった。

著者らは妊娠早期からの徹底した指導と非外科的歯周治療によって、妊娠性歯肉炎を改善することができると結論づけている。

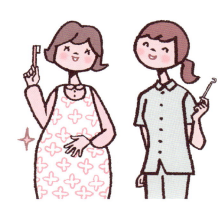

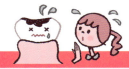

う蝕に関する疑問

Q35 う蝕になりやすいのはなぜ？

患者さんに「歯磨きも食生活も気をつけているのに、むし歯をくりかえすのはなぜですか？」と聞かれました。どう答えれば納得してもらえるのでしょうか？

A35 う蝕になりやすい口腔環境が人それぞれ異なることを伝えましょう。

回答：川戸貴行、中井久美子

　口腔内に定着する菌の種類と分布割合は、う蝕感受性（う蝕のなりやすさ）に大きく影響することが知られています。乳酸桿菌は糖質から有機酸を作る力が非常に高く、小窩裂溝部う蝕の発症や象牙質う蝕の進行に関与します。また、ミュータンスレンサ球菌は砂糖（ショ糖）から有機酸だけでなく、プラークの歯面への付着を強固にする粘性の多糖体を産生し、小窩裂溝部に加えて平滑面にもう蝕を生じさせます。つまり、ミュータンスレンサ球菌や乳酸桿菌の菌数が多い口腔内は、う蝕を繰り返しやすい環境[1]にあると言えます。

　歯ブラシやデンタルフロスでセルフケアを行った直後は、ミュータンスレンサ球菌や乳酸桿菌の菌数が一時的に減少しますが、口腔内に定着した菌の種類や分布割合を変化させるには至りません。また、毎日の食事から糖質を完全に除くことも困難です。さらに、ハイドロキシアパタイトの結晶の緻密さや歯面が口腔内に露出した後、数年をかけて得られる酸への抵抗性、唾液の流出量や酸緩衝能[2]など、ブラッシングと食生活の改善ではコントロールできない因子も、う蝕感受性に大きく影響します。

　口腔清掃の徹底と食生活習慣の改善は多くの症例で有効ですが、う蝕を再発する傾向が高い場合は、う蝕リスクを多角的に評価したうえで、患者さんによる毎日のセルフケアとともに、歯科医院での定期的な予防処置が重要となります。

▼ この答えの根拠となる文献はコレ！

1. Ito A, *et al*. How regular visits and preventive programs affect onset of adult caries. J Dent Res 2012；91（7 Suppl）：52S-58S. **PMID** 22699669（定期的な歯科予防処置が成人のう蝕の発症に及ぼす影響）

う蝕と歯周病の治療の後に、予防処置を定期的に受けた442人のミュータンスレンサ球菌と乳酸桿菌の菌量とう蝕の発症との関連性を調べた研究。

新たなう蝕や二次う蝕が生じる傾向はこれらの菌量が多いと高かったが、予防処置を3年続けた後は、その関連性は認められなかった。また、これらの菌量が多くて来院が不定期・中断となると、新たなう蝕や二次う蝕を生じる傾向が強く認められた。

2. Varma S, *et al*. An in vivo investigation of associations between saliva properties, caries prevalence and potential lesion activity in an adult UK population. J Dent 2008；36（4）：294-299. **PMID** 18295956（英国住民における唾液性状とう蝕の有病および活動性との関連性）

16歯以上保有の58名のDMFとICDASによる評価と、唾液の分泌量、pHおよび酸緩衝能との関連性を調べた研究。

唾液のpHはICDASスコア1と2の歯数、酸緩衝能はICDASスコア3と4の歯数との間にそれぞれ負の関連性を認めた（DMFと唾液性状との関連はなし）。

う蝕感受性チェックリスト

- ☐ 口腔内に乳酸桿菌が多い
- ☐ 口腔内にミュータンスレンサ球菌が多い
- ☐ 口腔内に露出して間もない歯面がある
- ☐ 唾液の流出量が少ない、酸緩衝能が低い

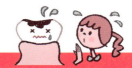

う蝕に関する疑問

Q36 ミュータンスレンサ球菌の母子伝播を防げば、子どもはう蝕にならない?

出産を控えた患者さんから「むし歯菌は母親から子どもに移ると聞きますが、むし歯菌を移さないようにすれば、子どもはむし歯になりませんよね?」と聞かれました。どう答えればよいでしょうか?

A36 完全に防ぐことは難しいため、少しでも感染・定着する菌量を減らす指導をしましょう。

回答:中野 由、於保孝彦

　う蝕は口腔内細菌によって引き起こされる感染症であり、主な原因菌であるミュータンスレンサ球菌の遺伝子型が母親と子どもで同一であることが報告されています。保護者が子どもに口移しで食べ物を与える、唾液の付着した箸や歯ブラシを共有するなどの行為で感染が起こると推察され、完全に子どもの口腔内のミュータンスレンサ球菌をゼロにすることは難しいと思われます。

　また、ミュータンスレンサ球菌の口腔内への定着は、主に生後19～31ヵ月の間に起こるといわれています[1]。特にこの時期は、子どもの口腔内だけでなく感染源である保護者の口腔内を清潔に保ち、子どもに与える砂糖を減らすことで、感染・定着する菌の量を減らす努力が肝心です。

　う蝕は多因子性の疾患であることから、ミュータンスレンサ球菌の感染予防だけでなく、歯科医院や家庭で実践できるフッ化物応用、適切な食生活指導、正しいブラッシング(仕上げ磨き)を組み合わせることが大切です。妊娠期から母親がキシリトールガムを噛むとミュータンスレンサ球菌の感染率が減少するという報告[2]もあるため、患者さんの指導に取り入れるのも有効です。

▼ この答えの根拠となる文献はコレ！

1. Caufield PW, et al. Initial acquisition of *mutans streptococci* by infants：evidence for a discrete window of infectivity. J Dent Res 1993；72(1)：37-45. **PMID** 8418105（ミュータンスレンサ球菌の幼児への初感染：個別的な感染期間の根拠）

　ミュータンスレンサ球菌の子どもへの感染について調査したところ、46組のうち38組の親子に同菌の感染が認められ、その時期は生後19〜31ヵ月に集中していた。

　著者らは、親子の間で感染が起こりやすいこの時期のことを"window of infectivity（感染の窓）"と称し、この時期における感染予防の重要性を説いている。

2. Nakai Y, et al. Xylitol gum and maternal transmission of *mutans streptococci*. J Dent Res 2010；89(1)：56-60. **PMID** 19948944（キシリトールガムと母親からのミュータンスレンサ球菌の伝播）

　妊娠6ヵ月時から母親がキシリトールガムを噛んでいた群では、噛んでいない対照群に比べて、生後9〜24ヵ月時の子どものミュータンスレンサ球菌の感染が有意に少なかった。

　また、対照群の子どもでは、キシリトールガムを噛んでいた群の子どもに比べて8.8ヵ月早くミュータンスレンサ球菌の感染が認められた。

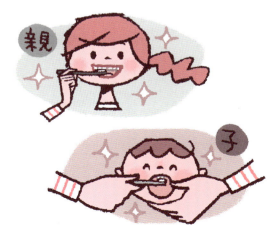

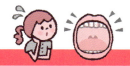

色素沈着 に関する疑問

Q37 歯の表面にステインが付着するのはなぜ？予防法は？

毎日歯を磨いている患者さんでも、歯の表面に黒ずみ汚れ（ステイン）が付着するのはどうしてでしょうか？　また、着色を防ぐコツはあるのでしょうか？

A37 ペリクルが色素を吸着するためです。予防には、美白歯磨剤を使うのもよいでしょう。

回答：小島美樹

　歯の表面は、唾液由来の糖タンパク質を主成分とする「ペリクル」という薄い膜に覆われています。このペリクルは、飲食物などに由来する色素を吸着する性質があります[1]。特に歯ブラシによる清掃が困難な部分では、歯の表面の微細な凹凸に色素が徐々に蓄積していくことによって、ステインの付着が起こります。

　ステインの付着を起こしやすい飲食物には、ポリフェノールの一種であるタンニンを含む赤ワイン、紅茶、コーヒーなどが挙げられます。その他の着色の原因には、タバコに含まれるヤニ（タール）の沈着や、抗菌剤であるグルコン酸クロルヘキシジンを含む洗口液の長期使用によるものがあります。

　ブラッシング時に美白歯磨剤を継続的に使用することは、ステインの除去や付着抑制に一定の効果があると報告されています[2]。歯磨剤に含まれる清掃剤（研磨剤）が歯の表面の汚れを擦り落とします。清掃剤としては炭酸カルシウムやパーライトなどが使用されます[3]。最近の歯磨剤では、清掃剤の量や粗さを調節して、歯や歯肉を傷めないようなくふうがされています。また、ステインの除去効果を高める目的で化学成分を付加した歯磨剤も市販されています。

▼この答えの根拠となる文献はコレ！

1. Watts A, *et al*. Tooth discolouration and staining：a review of the literature. Br Dent J 2001；190(6)：309-316. **PMID** 11325156（歯の変色と着色：文献レビュー）

歯の変色と着色の原因と機序について解説している。

2. Joiner A. Whitening toothpastes：a review of the literature. J Dent 2010；38 Suppl 2：e17-24. **PMID** 20562012（美白歯磨剤：文献レビュー）

美白歯磨剤に含まれる成分とその機序および臨床的効果について解説している。

3. Joiner A. Review of the extrinsic stain removal and enamel/dentine abrasion by a calcium carbonate and perlite containing whitening toothpaste. Int Dent J 2006；56(4)：175-180. **PMID** 16972390（炭酸カルシウムおよびパーライト含有美白歯磨剤による外来性着色の除去とエナメル質／象牙質の摩耗性についてのレビュー）

美白歯磨剤の清掃剤（研磨剤）である炭酸カルシウムやパーライトの色素除去効果や摩耗性について解説している。

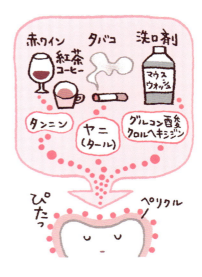

色素沈着に関する疑問

Q38 小児の歯頸部にみられる黒い沈着物は何？

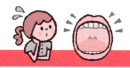

小児患者さんで、全顎的に歯頸部の黒い沈着物を認めます。う蝕はありません。お茶はよく飲ませているようですが、飲食物が原因とは考えにくいです。着色の原因と、その為害性について知りたいです。

A38 Black stainと呼ばれる色素沈着で、審美性以外の問題は特にありません。

回答：小島美樹

　図1は、各国で小児の約2〜20%にみられると報告されている"black stain"と呼ばれる色素沈着の一種です[1]。Black stainの沈着メカニズムは完全には解明されていないものの、口腔細菌や唾液性状が関与していると考えられており、黒い色は細菌により産生された硫化鉄に由来するとされています。

　Black stainがみられる小児では、プラークや唾液中の色素産生能をもつ*Actinomyces*属菌や*Prevotella*属菌の比率が高いことがわかっています[1,2]。この小児もう蝕はないとのことですから、う蝕に関連する菌よりもこれらの細菌が優勢なのかもしれません。う蝕が少ないというのは、black stainがみられる小児の特徴です[1,3]。

　Black stainがみられる小児では、唾液中のカルシウムやリンの濃度、唾液緩衝能が高いことも報告されており[1,3]、このような細菌叢と唾液の特性が、「う蝕が少ない」という傾向に寄与するのではないかと推測されています。

　Black stainは、成長するにつれて自然に消失することがほとんどです。口腔疾患を引き起こすことはありませんが、審美的な問題はあります。セルフケアのみでの除去は困難ですので、定期的に専門的機械的清掃を続けてください。

▼ この答えの根拠となる文献はコレ！

1. Ronay V, *et al*. Black stain - a review. Oral Health Prev Dent 2011；9(1)：37-45. PMID 21594205（ブラックステインに関する研究レビュー）

　Black stainの原因、治療法、う蝕との関連について解説している。

2. Takashima Y, *et al*. Black pigmentation in primary dentition：Case report and literature review. Ped Dent J 2014；24(3)：184-188.（乳歯列期のブラックステイン：症例報告および文献レビュー）

　Black stainがみられた2歳女児の症例報告である。唾液とプラークのサンプルを採取して、口腔細菌の分布を調べている。

3. Garan A, *et al*. Salivary parameters and caries indices in children with black tooth stains. J Clin Pediatr Dent 2012；36(3)：285-288. PMID 22838232（ブラックステインを有する小児の唾液およびう蝕の指標）

　Black stainがみられる小児は、みられない小児と比較して、唾液緩衝能やカルシウム濃度が高く、う蝕は少ない。

図1　小児のBlack stain

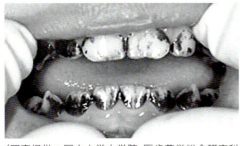

（写真提供：岡山大学大学院　医歯薬学総合研究科
小児歯科学分野　教授　仲野道代先生）

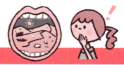

口腔乾燥に関する疑問

Q39 要介護高齢者の口腔乾燥への対応法は?

要介護1の高齢患者さんで、食事は自立していますが時々ムセているとのこと。口を開けて寝ていることが多いため、口腔内が乾燥しているようです。誤嚥性肺炎を防ぐには、どう対応すればいいでしょうか?

A39 舌の保湿を含めた口腔ケアを行いましょう。

回答：川下由美子、齋藤俊行

　誤嚥性肺炎は、発熱と胸部エックス線写真、ムセなどの症状から臨床的に診断されていることが多いようです[1]。

　長期間入院中の患者さんを対象としたコホート調査からは、嚥下の状態にかかわらず、舌が乾燥しているほど37.5℃以上の発熱日数が多いということがわかりました[2]。つまり、嚥下機能の低下の有無にかかわらず、舌の乾燥が肺炎を引き起こしている可能性が高いということになります。

　一方で、高齢になり嚥下機能が低下してくると、舌苔が付着しやすくなります。舌苔は口腔細菌の温床となるため、舌が乾燥すると口腔細菌を肺に吸引しやすくなるということになります。さらに咳反射が弱いと、肺炎のリスクが高まることもわかっています[3]。

　実際に、施設入所中の要介護高齢者を対象に、毎食後のブラッシングと1％イソジン（ポビドンヨード）で咽頭を拭うことで、誤嚥性肺炎の予防効果があったことが日本の臨床研究で報告されています[4]。海外では、体を起こしてから1日2回歯と歯肉をブラッシングして、0.12％クロルヘキシジン（CHX）でうがいをすることで、1年後に誤嚥性肺炎の抑制傾向が認められています[5]。

　これらのことから、舌の保湿を含めた口腔のケアが重要だということになります。

▼ この答えの根拠となる文献はコレ！

1. 医療・介護関連肺炎（NHCAP）診療ガイドライン作成委員会．第8章　誤嚥性肺炎医療．In：医療・介護関連肺炎（NHCAP）診療ガイドライン作成委員会（編）．医療・介護関連肺炎ガイドライン．東京：メディカルレビュー，2011：32-35．

日本呼吸器学会の診療ガイドライン。

---

2. Saito T, *et al*. Association of dry tongue to pyrexia in long-term hospitalized patients. Gerontology 2008；54(2)：87-91. PMID 18182785 （長期入院患者の舌の乾燥と発熱の関係）

療養型の病床に長期入院中の患者を6ヵ月追跡したところ、嚥下機能の状態にかかわらず舌が乾燥している者はそうでない者に比べて発熱しやすいことが明らかになった。

---

3. Marik PE, Kaplan D. Aspiration pneumonia and dysphagia in the elderly. Chest 2003；124：328-336.（高齢者における誤嚥性肺炎および嚥下障害）

高齢者における誤嚥性肺炎と嚥下障害についての総説。

---

4. Yoneyama T, *et al*. Oral care and pneumonia. Oral Care Working Group. Lancet 1999：354(9177)：515. PMID 10465203 （口腔ケアと肺炎）

毎食後のブラッシングと1%イソジン（ポビドンヨード）で咽頭を拭う口腔ケアで誤嚥性肺炎が抑制できた。

---

5. Juthani-Mehta M, *et al*. A cluster-randomized controlled trial of a multicomponent intervention protocol for pneumonia prevention among nursing home elders. Clin Infect Dis 2015；60(6)：849-857. PMID 25520333 （施設入所高齢者における肺炎予防介入プロトコールに関するクラスターランダム化比較試験）

1日2回、0.12%CHXを用いた歯と口腔粘膜のブラッシングが誤嚥性肺炎の予防に有効であった。

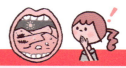

口腔乾燥に関する疑問

Q40 頭頸部放射線治療による口腔乾燥への対処法は？

頭頸部癌で放射線治療を受けている患者さんがいます。主治医に口腔内が乾燥しやすいため気をつけるよう言われましたが、どのようなことをサポートすればよいのでしょうか？

A40 放射線治療中も終了後も、その時の症状に応じた口腔保健指導が必要です。

回答：川下由美子、齋藤俊行

　頭頸部への放射線照射では、大唾液腺が照射範囲に入ることがあるため、唾液が出にくくなり、口腔乾燥が生じます。放射線治療による唾液腺の機能低下は、放射線治療中から起こり治療終了後も継続します[1]。そのため放射線治療にともなう口腔管理開始が必要となります[2]。口腔管理の目的は、放射線治療中は口腔粘膜炎が生じることから放射線治療完遂支援であり、放射線治療後は口腔乾燥、自浄作用低下による根面う蝕やそれに起因する根尖性歯周炎、あるいは深い歯周ポケットをともなう辺縁性歯周炎が顎骨へ感染することによって生じる放射線性顎骨壊死[3]の予防です。

　まず、口腔粘膜炎が生じる前に歯石除去、就寝前に歯間ブラシなどの補助器具を用いた清掃の指導とフッ化物塗布を行います。アズノール含嗽剤と市販の保湿剤塗布を、毎食後と就寝前の1日4回行うように指導します。頭頸部への放射線治療による口腔乾燥症の改善薬として、サラジェン®（ピロカルピン塩酸塩）を投与してもらうこともできます。

　口腔粘膜炎が生じると、疼痛のためセルフケアがしにくくなるので、保清と保湿に重点をおいた口腔ケアを行います。

　放射線治療終了後は、根面う蝕予防のためにフッ化物局所応用[4]を行います。口腔粘膜炎が治癒したら、セルフケアとして1日2回のフッ化物配合歯磨剤を使用したブラッシング指導を行い、歯科医院での定期管理におけるフッ化物塗布を行います。

▼ この答えの根拠となる文献はコレ！

1. Dirix P, *et al*. Radiation-induced xerostomia in patients with head and neck cancer：a literature review. Cancer 2006；107(11)：2525-2534. **PMID** 17078052（頭頚部癌患者における放射線性口腔乾燥症：総説）

　頭頚部への放射線治療による口腔乾燥症についての総説。

2. Kawashita Y, *et al*. Prophylactic bundle for radiation-induced oral mucositis in oral or oropharyngeal cancer patients. J Cancer Res Ther 2014；2(1)：9-13.（放射線治療を受ける頭頚部癌患者への口腔管理の介入効果）

　30名の放射線治療を受ける口腔・中咽頭癌患者を対象にして口腔管理を行うことにより重度の口腔粘膜炎を抑制した。

3. Kojima Y, *et al*. Relationship between dental status and development of osteoradionecrosis of the jaw：a multicenter retrospective study. Oral Surg Oral Med Oral Pathol Oral Radiol 2017；124(2)：139-145. **PMID** 28606831（放射線性顎骨壊死と口腔内の状況との関連：多施設後ろ向き研究）

　多施設後ろ向き研究により、放射線性顎骨壊死の発症リスク因子は、口腔・中咽頭癌患者の放射線治療前からの下顎大臼歯部の根尖性歯周炎と放射線治療後のう蝕進行による顎骨への感染であることが明らかになった。

4. National Comprehensive Cancer Network. NCCN Guidelines Version 2. 2017, Head and Neck Cancers.（NCCNガイドライン 頭頚部癌）

　頭頚部への放射線治療にともなう口腔管理についてのガイドラインも記載されており、フッ化物局所応用の必要性が述べられている。

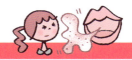

口臭に関する疑問

Q41 子どもの口がにおうのは何が原因？

保護者から「子どもが友だちから『口が臭い』と言われています。食べ物が原因なのでしょうか？」と相談を受けました。どう答えればよいでしょうか？

A41 食べ物のほかに口腔清掃状態と口呼吸の影響が考えられます。

回答：西山 毅、於保孝彦

　口臭は、にんにくなどの食べ物で生じることがありますが、一時的なものです。持続する口臭であれば、原因は、口の中に棲みついている細菌が産生するさまざまなにおい物質です。その中でも主な口臭の原因と言われているのが、揮発性硫黄化合物（VSC）です。

　VSC濃度は、プラーク付着量との間に正の相関があることから[1]、口腔清掃状態は口臭に関係していると言えます。

　成人の場合、歯周病の存在により口臭が強くなりますが、子どもの場合は、口呼吸の存在が口臭を生じさせると言われています[2]。口で息をすると口腔内が乾燥し、唾液による自浄性が低下します。それにより細菌の増殖が進み、におい物質が産生されるのです。近年、子どもの口呼吸が多いと言われていますので、口臭のある子どもの保護者には、日常的に子どもの口が開いていないか、口で息をしていないかを確認してみましょう。

　子どもの口臭は、においの強い食べ物の一過性の影響を除けば、口の清掃状態や口呼吸が原因と言えます。口を閉じて鼻呼吸を心がけ、口腔清掃をていねいにするよう指導しましょう。口呼吸の原因として鼻疾患が疑われる場合は、専門医の受診を勧めましょう。

▼この答えの根拠となる文献はコレ！

1. 齋藤正人，佐藤 標，倉重圭史，野呂大輔，倉重多栄，堀内美帆子，丹下貴司，廣瀬弥奈，池田和博，川上智史，安彦善裕，五十嵐清治．小児期の口臭に関する調査 口腔内状態と揮発性硫黄化合物濃度の関連性について．小児歯誌 2008；46(5)：566-569.

　4～6歳の小児59名において、df歯数と口臭の間に相関はないが、プラーク付着程度が上昇すると揮発性硫黄化合物(VSC)総量も上昇することが認められた。男女間においてはVSC量に差はなかった。

2. Kanehira T, et al. Prevalence of oral malodor and the relationship with habitual mouth breathing in children. J Clin Pediatr Dent 2004；28(4)：285-288. PMID 15366613（小児の口臭の保有率と習慣的口呼吸との関連）

　3～6歳の小児119名において、VSC濃度を測定した。

　口腔清掃の頻度においては、1日に1回以下の者と2回以上のものではVSC濃度に有意差はなかった。習慣的な口呼吸の有無については、口呼吸がある者のほうが有意にVSC濃度が高かった。

　また、多変量解析においても習慣的口呼吸が、もっともVSC濃度に影響する因子であった。以上より習慣的口呼吸は不良な口腔清掃状態よりも口臭産生に寄与する因子であることが認められた。

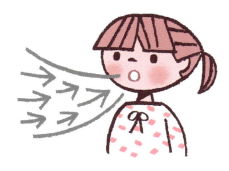

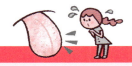

舌苔に関する疑問

Q42 舌苔はそのままにしていても大丈夫?

患者さんに「舌苔が付くのはなぜですか? 舌苔はとったほうがいいですか? そのままにしていても大丈夫ですか?」と聞かれました。どのように答えればよいでしょうか?

A42 体調に応じた舌苔の清掃をおすすめします。

回答：三木かなめ

　舌苔が口腔内の他の部位への細菌供給源となることや、舌苔の付着が口臭産生の原因となることが知られています[1]。口臭予防のためには、舌苔を清掃したほうがよいでしょう。ただし、完全に除去することは不可能ですので、清掃が過剰にならないように注意しましょう。また、舌清掃には歯ブラシではなく舌専用の清掃器具で行う必要があるでしょう。

　舌苔は、剥落した粘膜上皮細胞、口腔細菌、食渣、血球などからできています。唾液分泌量の減少などにより舌苔の付着は増大し、口腔の健康状態や全身の健康状態によっても影響されます[2]。

　健康な人でも薄い舌苔が全体に付いていますが、ファイバースコープによる胃粘膜の観察で、胃炎などの症状が進行している時には舌苔は多くなるというような関連があることが指摘されています[3,4]。つまり、消化管が弱って栄養の吸収状態が低下している時に舌苔の付着が多くなることがあるのです。消化管が弱っているときには粘膜の再生能力も低下していると考えられることから、過剰な清掃によって舌が傷つけられる可能性が高くなります。

　舌苔の付着は生体反応のひとつであると捉え、付着しているから必ず除去するのではなく、状況に応じて慎重に対応することも必要でしょう。

▼ この答えの根拠となる文献はコレ！

1. 宮崎秀夫（編）．口臭診断マニュアル EBMに基づく診断と治療．東京：第一歯科出版，2007：76-88．

　口臭の原因物質である揮発性硫黄化合物（VSC）は、舌苔中の嫌気性菌により産生される。口臭の除去には、原因である舌苔を舌清掃により除去することがもっとも効果的である。

2. 米津正美（編集代表），小林清吾，宮崎秀夫，川口陽子，鶴本明久（編著）．新予防歯科学 第4版．東京：医歯薬出版，2013：43．

　舌苔は、剥離した粘膜上皮、口腔細菌、食渣、血球、色素などから構成される。舌苔は舌背にみられる帯黄白色の堆積物で、中央部から舌根部にかけて付着が認められる。

3. 柿木保明，西原達次（編著）．歯科医師・歯科衛生士のための舌診入門．東京：ヒョーロン，2001：28-38．

　東洋医学では、舌には全身状態の変化が現れやすいことから、全身を映す鏡と言われている。舌と舌苔が全身の状態と深くかかわっているため、舌から得られる生体の情報を体系化し、舌診として臨床応用されている。

4. 柿木保明（編著）．歯科医師・歯科衛生士ができる舌診のすすめ！東京：ヒョーロン，2010：23-28．

　舌苔の量や色調といった所見と、主として消化管の病態とは関連があり、舌苔の付着状態が患者の全身の健康状態を知ることの助けとなる。

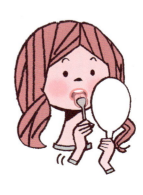

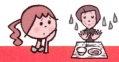

摂食障害 に関する疑問

Q43 摂食障害による口腔内への影響は?

摂食障害は、口腔内にも影響が現れると聞きました。どのような症状が出るのでしょうか?

A43 酸蝕症をはじめさまざまな症状が現れます。

回答:長田恵美、於保孝彦

　代表的な摂食障害として、神経性食欲不振症(拒食症)や神経性過食症(過食症)が挙げられます。拒食症は思春期や若い女性に多く、歪んだボディーイメージや過度の食事制限の結果引き起こされる過大な体重減少が特徴です。食事を制限するタイプとこれに過食と排出行動(嘔吐など)をともなうタイプに分類されます。過食症は過食と排出行動が特徴ですが、拒食症と違ってやせには至りません。

　嘔吐をともなう摂食障害の人に見られるもっとも一般的な症状は、酸蝕症です。口腔内に逆流した胃酸を含む内容物により歯のエナメル質の脱灰を生じるため、飲食物による酸蝕症とは発症部位がやや異なります。主に、歯の舌・口蓋側と咬合面(早期には上顎口蓋側と咬合面)に認められます。ただし、カロリー摂取量を抑えるために、柑橘系の果物を過度に食べている摂食障害の人では、酸蝕症が唇側や頬側に多かったという報告もあります。

　また、繰り返す嘔吐や過度な食事制限によって唾液分泌が低下すると、唇が乾燥してひび割れたり、口腔内の灼熱感(特に舌)があったり、耳下腺の肥大などが起こったりします。その他には、過度な食事制限を行う人では、ビタミンC欠乏による歯周疾患増悪の可能性が指摘されたり、嘔吐を繰り返す人では、顎関節への負担過重による筋肉痛が報告されたりしています。

　摂食障害とう蝕の関連については、多くの研究において報告されていますが、一方で対照群と比べて差はなかったという報告もあり、現状でははっきりしたことは言えません。

▼ この答えの根拠となる文献はコレ！

1. Romanos GE, *et al*. Oro-facial manifestations in patients with eating disorders. Appetite 2012；59（2）：499-504. PMID 22750232 （摂食障害患者の口腔顎顔面症状）

　今までに、摂食障害患者の口腔健康状態が危険にさらされていることが報告されている。この論文の目的は、摂食障害患者の口腔顎顔面症状について総論的に見直すことである。「摂食障害患者の口腔顎顔面症状とは何か？」に焦点をしぼり、神経性食欲不振症（拒食症）、神経性過食症（過食症）、摂食障害、歯科、口腔健康状態、をキーワードとして、MEDLINE/PubMedおよびGoogle Scholar databaseで1948年から2012年3月までの英語論文を検索した。

　医学的に健康な対照群と比べて、口唇の乾燥、舌の灼熱感、耳下腺腫脹は、摂食障害患者においてよく認められる症状である。一方、摂食障害とう蝕や歯周疾患との関係には議論の余地が残る。健康な対照群と比べて、顎関節症は摂食障害患者において多く報告されている。定期診査における厳密な口腔診査は、歯科受診患者における摂食障害の発見において価値のある情報を示すかもしれない。これは重要な情報であり、患者の病歴を更新し、内科医の役割を補助するものである。

第**4**章

検査・処置に
関する疑問

Q44
▼
Q50

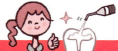

シーラントに関する疑問

Q44 シーラントが外れた歯は、う蝕になりやすい?

保護者に「子どもの歯にシーラントをしてもらったのですが、シーラントが外れた歯は、していない歯と同じくらいむし歯になりやすいのでしょうか?」と聞かれました。実際どうなのでしょうか?

A44 シーラントが外れた歯も、していない歯よりは予防効果があります。

回答:長田恵美、於保孝彦

　シーラントが外れた歯は、シーラントをしていない歯よりもう蝕が少ない、という報告があります。これはレジン系シーラントの場合、大部分が外れても、エナメルタグ*の中に入り込んだシーラント剤は残っており、その下の層への酸の浸透は遮断されるためと考えられています。したがって、う蝕になりにくい順番にならべると、Ⓐシーラントをした歯、Ⓑシーラントをしたけれど外れた歯、Ⓒシーラントをしていない歯、となります。

　シーラントを外れにくくするには、処置を行う際に、①深い小窩裂溝に適用する、②填塞をする前に歯をきれいに清掃する、③酸処理によってエナメルタグを形成し、その中にシーラント剤を入り込ませる、④填塞の過程で乾燥状態を維持する、といった基本をしっかりと守ってください。そしてメンテナンスのたびにシーラントが外れてないかチェックすることが大切です。

Ⓐ シーラントをした歯

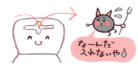

Ⓑ シーラントをしたけれど外れた歯

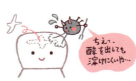

Ⓒ シーラントをしていない歯

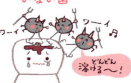

▼ この答えの根拠となる文献はコレ！

1. Hinding J. Extended cariostasis following loss of pit and fissure sealant from human teeth. ASDC J Dent Child 1974 ; 41 (3) : 201-203. **PMID** 4597242 （ヒトの歯の小窩裂溝シーラントが外れてもう蝕静止状態は持続する）

　う蝕のない臼歯を持つ187人の子どもを対象に、左右どちらか片側の歯にシーラントを行い、反対側の歯はそのままにしたところ、6ヵ月後に23人（平均年齢10.2±1.1歳）のシーラントが外れていた。

　この23人について、さらに18ヵ月後にう蝕診査をしたところ、シーラントが外れた歯の36歯（大臼歯28歯および小臼歯8歯）のうち4歯が、対照歯（反対側のシーラントを行っていない歯）では36歯のうち24歯がう蝕になっていた。シーラントが外れた歯は、対照歯と比べて、う蝕になる割合が有意に減少していた。

　23人のうち13人はシーラントを行った歯よりも行っていない歯にう蝕が多かった。また、シーラントを行った歯のほうが行っていない歯よりもう蝕が多い子どもはいなかった。1人はシーラントを行った歯と行っていない歯におけるう蝕の増加は同等であった。9人はシーラントを行った歯、行っていない歯ともにう蝕は発症しなかった。

　シーラントが短期間で外れても、子どもの半数以上においてその効果が示された。以上のことから、シーラントが外れた後も咬合面における保護効果が持続していることが示唆された。

＊エナメルタグ：シーラントを填塞する前の酸処理でできるエナメル質の凹凸で、シーラントの足場となり、保持のために重要なもの。

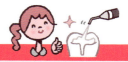

シーラントに関する疑問

Q45 シーラントをしても小窩裂溝の底に残った細菌でう蝕になる?

保護者に「歯の深い溝の底は清掃器具が届かないから、むし歯菌が残っていると思いますが、シーラントで塞いだ場合、残った菌が原因でむし歯が進むことはないのでしょうか?」と聞かれました。どう答えればよいでしょうか?

A45 シーラントで塞がれた溝の中では、う蝕の進行は抑制されます。

回答:長田恵美、於保孝彦

　歯面清掃をきちんと行うことは、シーラント剤の保持のために重要なステップですが、おっしゃるとおり、深い小窩裂溝の底にはそれでも口腔細菌が残ってしまいます。シーラントの適応である初期う蝕病変部位にも細菌は生息しています。では、これらの細菌の上にシーラントで蓋をすると、そこでは何が起きるのでしょうか。

　う蝕は、歯の表面に付着した口腔細菌によって引き起こされるダイナミックな変化と言えます。普段は口腔細菌と歯との力のバランスが保たれていますが、口腔清掃不足や甘味食品の不適切な摂取によって細菌の活性が勝ってそのバランスが崩れると、細菌が産生した酸によってしだいに歯の硬組織が崩壊し、病変が進行するのです。

　逆手にとれば、細菌の活性を抑えることができたら、病変の進行は止められるということです。ここでシーラントの登場です。シーラントをすると、シーラントに覆われた部位に生息する細菌の数が減ります。これはシーラントがシーラントに覆われた細菌と外界を遮断して、細菌への栄養供給を断つからだと考えられています。その結果、小窩裂溝における初期う蝕の進行は止まります。このようなシーラントによる"細菌閉じ込め・兵糧攻め作戦"で、う蝕の予防と進行抑制を成功させましょう。

▼この答えの根拠となる文献はコレ！

1. Oong EM, *et al*. The effect of dental sealants on bacteria levels in caries lesions : a review of the evidence. J Am Dent Assoc 2008 ; 139(3) : 271-278. PMID 18310731（シーラントがう蝕病巣の細菌レベルに及ぼす効果：エビデンスの総説）

著者らは、シーラント処置をした永久歯う蝕病巣における一定期間経過後の細菌レベルの変化について調べるために、電子データベースで検索し、6つの研究（ランダム化比較試験3つ、比較試験2つ、前後比較研究1つ）を選んで分析を行った。

まず、シーラント処置の一定期間経過後に細菌が増殖したという報告はなかった。また、4研究（総サンプル数：138）では、シーラント処置歯は、平均総生菌数がシーラント未処置歯の約100分の1になっていた。さらに、4研究（総サンプル数：117）では、一定期間経過後にシーラント処置歯で生菌が確認されたサンプルは約50%に減少していた。

以上の結果より、シーラントはう蝕病巣の細菌を減らすことが明らかになったが、低いレベルの細菌が残っていることを示す論文も存在した。シーラントによる介入はう蝕進行予防に高い効果を持つことが証明されたため、臨床家はう蝕を不注意にシールしているのではと懸念してシーラント処置を行うことに気乗りしない、ということがないようにするべきである。

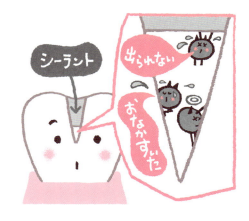

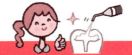

シーラント に関する疑問

Q46 防湿方法によって、シーラントの持ちに違いは出る?

保護者から「別の歯医者さんでシーラントをした時は、ゴムのマスクを使っていました。今回こちらでは綿花を使っていましたが、大丈夫ですか？ シーラントが早く外れませんか？」と聞かれました。実際違いがあるのでしょうか？

A46 ラバーダムでもコットンロールでもシーラントの持ちに違いはありません。

回答：長田恵美、於保孝彦

　保護者が言われた"ゴムのマスク"はラバーダムを、"綿花"はコットンロールを指しているとして説明します。

　小窩裂溝シーラントを成功させるためには「施術する歯の防湿」が非常に重要です。ラバーダム防湿は、萌出した歯に対する確実な防湿手段であり、協力状態が悪い患児の安全を確保できるという利点もあります。

　一方、①施術時間が比較的短い、②バキューム操作をしてくれる補助者がいる、③患者も協力的である、などの条件が整っている場合は、コットンロールでも確実に防湿できます。確実に防湿できるならば、ラバーダムによる防湿でもコットンロールによる防湿でもシーラントの保持に違いはないことが報告されています[1]。

　したがって、この質問の場合は、シーラントを施術する際の防湿手段として、コットンロールはラバーダム防湿と同等に有効と言うことができます。ただし、コットンロールでの防湿が不確実な場合は、迷わずラバーダム防湿を行いましょう。質問された保護者には、今回コットンロールで確実に防湿できたことを説明したら、安心されると思います。また、シーラントの定期的なチェックの大切さも伝えるようにしてください。

▼ この答えの根拠となる文献はコレ！

1. Albani F, *et al*. Pit and fissure sealants：results at five and ten years. Eur J Paediatr Dent 2005；6(2)：61-65. **PMID** 16004533（小窩裂溝シーラント：5年後および10年後の結果）

　この研究の目的は、2つの異なる防湿法でシーラントを行った時の効果を評価することである。ラバーダム防湿（小児50人、第一大臼歯200本、第二大臼歯120本）あるいはコットンロール防湿（小児50人、第一大臼歯200本、第二大臼歯112本）下でDelton®を用いてシーラントを行い、5年後および10年後にシーラント剤の保持およびう蝕の発生を調べた。

　保持率がもっとも高かったのは、シーラントを第二大臼歯にラバーダム防湿下で行った場合の5年後（81.8％）であり、もっとも低かったのは、シーラントを第二大臼歯にコットンロール防湿下で行った場合の10年後（64.3％）であった。う蝕ができなかった割合がもっとも高かったのは、シーラントを第二大臼歯にラバーダム防湿下で行った場合の5年後の結果（93.3％）であり、もっとも低かったのは、シーラントを第一あるいは第二大臼歯にコットンロール防湿下で行った場合の5年後（75.0％）であった。

　結果として、シーラント剤の保持およびう蝕の発生について、2群間に統計学的有意差は認められなかった。シーラントは有効なう蝕予防手段であり、ラバーダム防湿でもコットンロール防湿でも同等の臨床成績が得られることが示された。

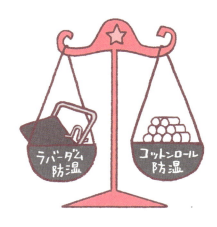

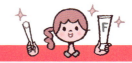

フッ化物に関する疑問

Q47 フッ化物塗布とフッ化物洗口は併用すべき?

中学生の患者さんに「学校でフッ化物洗口が始まることになりました。私は歯科医院で定期的にフッ素を塗ってもらっているので、フッ化物洗口をする必要はありませんか?」と聞かれました。どう答えればよいでしょうか?

A47 学校でのフッ化物洗口も行うことをおすすめしましょう。

回答:長田恵美、於保孝彦

　フッ化物の応用は、有効なう蝕予防手段であり、その方法もいろいろあります。しかし、「1種類の方法だけでう蝕を完全に予防できる」というものはありません。そこでフッ化物のう蝕予防効果を向上させるために、いくつかの方法の組み合わせが推奨されます。これまでにフッ化物応用法の組み合わせによるう蝕予防効果の向上が報告されています[1]。

　一方で、各応用法の組み合わせによる「フッ化物の過剰摂取」を気にされる方がいますが、日本では水道水へのフッ化物添加などの全身応用が実施されていないため、フッ化物局所応用を組み合わせて実施しても問題はありません(厚生労働省ガイドライン)。

　このような理由から、患者さんがフッ化物応用によって受けられるう蝕予防効果を最大にするために、いくつかの局所応用法を組み合わせて利用するように指導しましょう。つまり歯科医院でフッ化物を塗布するだけでなく、学校でのフッ化物洗口も行うよう勧めてください。また、もし使っていなければ、フッ化物配合歯磨剤の使用もアドバイスしてください。

▼この答えの根拠となる文献はコレ！

1. Marinho VCC, *et al*. Combinations of topical fluoride (toothpastes, mouthrinses, gels, varnishes) versus single topical fluoride for preventing dental caries in children and adolescents. Cochrane Database Syst Rev 2004；(1)：CD002781. **PMID** 14973992（フッ化物局所応用［歯磨剤、洗口、ジェル、バーニッシュ］を組み合わせた場合と単独応用の場合の小児や若年者におけるう蝕予防効果の比較）

　小児や若年者へのフッ化物の単独局所応用と複数の局所応用を併用した場合のう蝕予防効果を比較検討するために、2000年までに報告された論文を集めて評価した総説。

　フッ化物配合歯磨剤単独と、これに他のフッ化物局所応用法を併用したものを比較した論文が多く見受けられた中で、フッ化物歯面塗布単独（酸性フッ素リン酸溶液）と、これにフッ化物洗口（NaF週1回法または毎日法）を併用したものを比較した論文は2報であった。対象者数は合わせて497名であり、D(M)F歯面数の増加で効果が比較された。フッ化物歯面塗布単独よりも、これにフッ化物洗口を併用した方がう蝕予防効果が高いという結果であった。

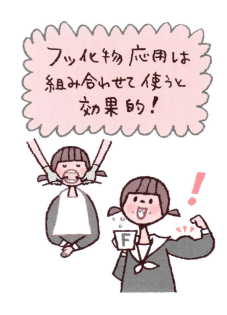

フッ化物応用は組み合わせて使うと効果的！

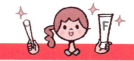

フッ化物に関する疑問

Q48 フッ化物の人体への影響は？

フッ化物は、人体への害があると言われていますが、どのような影響がわかっているのかを教えてください。

A48 急性中毒と慢性中毒がありますが、適正に使用すれば問題ありません。

回答：永田英樹

　フッ化物の人体への影響には、大量過剰摂取による急性中毒と慢性的な過剰摂取による慢性中毒があります。急性中毒の症状としては、吐気、嘔吐、腹痛などの胃腸症状が中心となります。慢性中毒としては、歯のフッ素症や骨フッ素症があります。しかし、わが国の2015年度の上水道の普及率は97.9％で、飲料水のフッ素濃度は0.8 mg/L以下と規定されているため、飲料水による慢性中毒はほぼみられません。

　フッ化物のう蝕予防法には、全身応用法と局所応用法がありますが、現在、わが国で行われているのはすべて局所応用法です。局所応用法には、フッ化物歯面塗布、フッ化物洗口およびフッ化物配合歯磨剤の使用があり、フッ化物歯面塗布がもっとも高濃度のフッ素を使用します。フッ化物の急性中毒量は、2 mg F/kgや5 mg F/kg[1]とされています。体重20 kgの小児の場合、歯面塗布に用いられる2％NaF塗布液を11.1 mL摂取すると5 mg F/kgとなりますが[2]、通常、フッ化物歯面塗布に使用される量は2 mL以内なので、通常の使用において急性中毒を起こすことはありません。

　また、水道水フロリデーションなどのフッ化物の応用により、先天異常や骨肉腫をはじめとするがんを誘発するという報告がありましたが、これまでの研究において、フッ化物応用におけるフッ化物の摂取と先天異常やがんとの関連性は認められていません[1]。

　フッ化物の応用は非常に有効なう蝕予防法です。適正に使用している限り、特に問題となることはありません。

▼ この答えの根拠となる文献はコレ！

1. 日本口腔衛生学会 フッ化物応用委員会（編）. フッ化物応用の科学 第1版. 東京：口腔保健協会，2010：46，70-71，193-194.

これまでの研究成果をもとに、今後のフッ化物によるう蝕予防の指針となる一冊。フッ化物による急性中毒の閾値に関しては、2 mg F/kgから5 mg F/kgまで文献によりかなりの幅がみられることが記載されている。しかし、2 mg F/kgでも5 mg F/kgでも、フッ化物を適正に使用すれば、通常の歯科応用で急性中毒は起こらない。

また、「フッ化物は先天異常の原因になりますか」「フッ化物利用はがんを誘発しますか。また、骨肉腫が発病しやすくなりますか」という質問に対し、文献を示しながら「フッ化物と先天異常あるいはフッ化物とがんの間には関連を認めない」という回答が掲載されている。

2. 日本口腔衛生学会 フッ化物応用委員会（編）. フッ化物応用と健康 う蝕予防効果と安全性 第1版. 東京：口腔保健協会，1998：62.

わが国で使用されているフッ化物製剤での急性中毒が発生する量（5 mg F/kg）を年齢別（平均体重）に示した表が掲載されている。20 kgの小児の5 mg F/kg摂取例は、0.2 ％ NaF洗口液で111 mL、1,000 ppm F入り歯磨剤で100 g、2 ％ NaF塗布液で11.1 mLとなる。

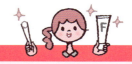

フッ化物に関する疑問

Q49 フッ化物には象牙質う蝕の予防効果もある?

フッ化物は、エナメル質に対しては、フルオロアパタイトを作ることで耐酸性を向上させてう蝕を予防すると理解していますが、露出根面の象牙質に対しては、う蝕予防効果はあるのでしょうか?

A49 フッ化物は、象牙質に対しても、う蝕予防効果が期待されます。

回答：長田恵美、於保孝彦

　象牙質とエナメル質はともに歯を構成する硬組織で、無機物、有機物および水分から構成されます。象牙質は、エナメル質と比べ有機物と水分の比率が高いという特徴を持っていますが、構成成分の主体をなすのは無機質です。象牙質の結晶粒は、エナメル質よりもサイズが小さいため溶けやすく、結果、耐酸性は象牙質のほうが低くなります。粉砂糖が氷砂糖よりも粒が小さく溶けやすいことと同じと考えればわかると思います。

　フッ化物は、根面の象牙質に対してもう蝕予防効果があることが、多くの研究で報告されています。その機序に関しては、歯根象牙質試料を用いた研究において、フッ化物配合歯磨剤や酸性フッ素リン酸ゲルの作用でフルオロアパタイトの生成が起こり、ミネラルの喪失や象牙質の表面硬度の低下を抑制できると、これまでに報告されています[1,2]。象牙質の構成成分である無機質も、基本的にはハイドロキシアパタイトから成るため、エナメル質に対する場合と同様の機序がはたらくと考えられます。高齢者の露出した根面の象牙質にフッ化物を応用して、象牙質の耐酸性を向上させましょう。

▼ この答えの根拠となる文献はコレ！

1. Vale GC, *et al*. APF and dentifrice effect on root dentin demineralization and biofilm. J Dent Res 2011；90（1）：77-81. **PMID** 20929723（歯根象牙質の脱灰とバイオフィルムに対するAPFおよび歯磨剤の効果）

成人12人に対し、7日間、口腔内に歯根象牙質試料を装着させてフッ化物の効果を調べた。歯根象牙質試料に20％ショ糖を1日8回滴下する際には、試料を埋入した装置は口腔外に取り出した。歯磨剤は1日3回、酸性フッ素リン酸ゲルは実験期間の初日に1回使用した。

その結果、フッ化物配合歯磨剤（1,100 ppm F）と酸性フッ素リン酸ゲルは、象牙質の脱灰を抑制した。またフッ化物配合歯磨剤は非配合歯磨剤に比べ、多くのフルオロアパタイトを生成した。

2. Arthur RA, *et al*. Effect of over-the-counter fluoridated products regimens on root caries inhibition. Arch Oral Biol 2015；60（10）：1588-1594. **PMID** 26299400（市販のフッ化物配合製品の使用による根面う蝕予防効果）

歯根象牙質試料を用いてフッ化物の効果を調べたところ、蒸留水浸漬群に比べ、フッ化物配合歯磨剤（1,450 ppm F）やフッ化物配合歯磨剤＋洗口液（226 ppm F）に浸漬した群では、ミネラルの喪失や象牙質の表面硬度の低下が抑制され、多くのフルオロアパタイトが生成された。

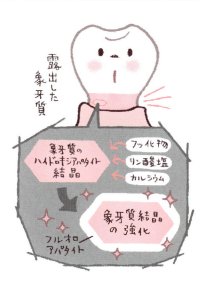

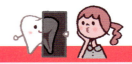

エックス線検査に関する疑問

Q50 サポーティブケア患者さんへのエックス線検査の頻度は?

サポーティブケアで管理中の成人患者さんには、どのくらいの頻度でエックス線検査を実施すべきでしょうか?

A50 ガイドラインを参考に、便益・リスク比が高いと考えられる場合のみ実施してください。

回答:久保庭雅恵

　エックス線による影響には、一定量(閾値)以上の線量を被ばくすると必ず発症するという確定的影響と、閾値が存在せず、被ばく量に応じて徐々にリスクが蓄積していく確率的影響があります。歯科用エックス線撮影によって被ばくする低い線量(表3)では、確定的影響は通常起こりません。しかし、晩年の発がんなどのような、一定閾値がない確率的現象には、非常に低い線量でも、それ相応の低いリスクが存在することが仮定されます[1]。

　したがって、サポーティブケア管理中の患者さんへのエックス線検査は、診断や治療方針の決定に必要であると考えられる場合にのみ実施することが原則ですが、おおよその目安は、**表4**のとおり患者さんの口腔内の状況によるとの報告があります[2,3]。

　なお、国際放射線防護委員会のガイダンスには、無症状の患者を対象として、ある疾患の有無のスクリーニングを実施してもよいのは、①ある年齢層における発生率が高く、②疾患の早期発見の効果が高く、③スクリーニングを受けた者の被ばく量が低く、④容易に利用できる有効な治療法があることから、便益・リスク比が高いと判断される場合のみであることが明記されています[1]。

表3 主なエックス線診断の際の患者の被ばく線量*

検査種別	1 照射あたりの皮膚線量
胃・十二指腸撮影	9 mSv
注腸造影撮影	7 mSv
乳房撮影（1検査あたり）	60 mSv
胸部撮影（直接）	0.2 mSv
歯科撮影	4 mSv
CT	10 mSv

参考：普通に生活していて被ばくする1年間の自然被ばく量は約1mSv。歯科の口内法撮影による皮膚線量は約4mSvだが、局所の被ばくであるため、放射線を浴びた臓器の係数を掛けて算出される実効線量は、撮影1回あたり14μSv程度とごくわずかである。

＊1次線すい中の皮膚線量を示す。　　　　　　　　　　（文献4より引用）

表4 サポーティブケア患者へのエックス線検査の目安

患者さんの口腔内の状況	頻度	撮影部位	撮影方法
う蝕のリスクが高い	6〜18ヵ月間隔	全顎	臼歯部に咬翼法を用いて撮影
う蝕のリスク要因がなく、口腔内にう蝕が存在しない	24〜36ヵ月間隔	全顎	臼歯部に咬翼法を用いて撮影
歯周病のコントロール状態が良好ではない	12〜24ヵ月間隔	病変部	根尖周囲を垂直咬翼法にて撮影
過去に歯周病治療を受け、現在コントロール状態が良好	24〜36ヵ月間隔	病状安定部位	咬翼法
口腔内にインプラントを有する	補綴後すぐ、12ヵ月、24ヵ月 ※その後は臨床症状が出現しない限り、2〜3年間隔	インプラント植立部	インプラント体周囲の撮影もしくは垂直咬翼法

▼ この答えの根拠となる文献はコレ！

1. Radiation and your patient：a guide for medical practitioners. Also includes：Diagnostic reference levels in medical imaging：Review and additional advice(ICRP Supporting Guidance2)．（放射線とあなたの患者 臨床医のためのガイダンス・医用画像における診断参考レベル 検討と追加的助言）

国際放射線防護委員会(International Commission on Radiological Protection)の第3専門委員会によって2001年9月に承認され2002年に刊行された、臨床医に向けて放射線を用いる診療上不要な被ばくを避けるための知識を解説したガイダンスと、医用画像における診断参考レベルを検討した助言。

日本アイソトープ協会が日本語訳したものが下記URLより入手可能。URL：http://www.icrp.org/docs/SG02_Japanese.pdf(2018年6月19日アクセス)

2. Newman MG, *et al*. Table 69-1. In：Michael G, *et al*（eds）. Carranza's Clinical Periodontology 12th Edition. Amsterdam：Elsevier, 2014：673.（Carranzaの臨床歯周病学 第12版 表69-1）

異なる口腔疾患リスクレベルのサポーティブケア患者におけるエックス線診査の頻度について言及している。

3. American Dental Association & U.S. Food and Drug Administration. Dental Radiographic Examinations：Recommendations for Patient Selection and Limiting Radiation Exposure（revised version）. 2012.(歯科エックス線診査 患者選択と放射線被ばく制限のガイドライン[改訂版])

異なるう蝕リスク、歯周病リスクを有するサポーティブケア患者を対象とした、歯科エックス線撮影頻度についての米国歯科医師会ガイドライン。

4. Protection of the Patient in Diagnostic Radiology（ICRP publication 34）.（エックス線診断における患者の防護 [国際放射線防護委員会出版物第34号]）

日本アイソトープ協会が日本語訳したものが下記URLより入手可能。URL：http://www.icrp.org/docs/P34_Japanese.pdf(2018年6月19日アクセス)

索　引

あ アスパルテーム · 60

い イソプロピルメチルフェノール（IPMP）· 42

う う蝕 · · · · · · · · · · · · · · · 10, 16, 20, 26, 34, 36, 39, 41, 48, 52, 56, 60, 82, 84,
　　　　　　　　　　　　88, 92, 98, 102, 104, 107, 108, 110, 112, 115, 116
　　う蝕感受性 · 82
　　う蝕予防 · 20, 27, 34, 36, 48, 58, 60, 92,
　　　　　　　　　　　　　　　　　　　　　　107, 108, 110, 112
　　う蝕リスク · 10, 48, 52, 72, 82, 116

え エックス線検査 · 72, 114
　　エッセンシャルオイル · 42, 46
　　エナメル質 · · · · · · · · · · · · · · · · · 11, 36, 52, 54, 56, 60, 87, 98, 112
　　塩化セチルピリジニウム（CPC）· 42, 44, 47

き 義歯 · 68
　　キシリトール · 60, 84
　　喫煙 · 62, 64, 71
　　揮発性硫黄化合物（VSC）· 19, 44, 94, 97
　　禁煙 · 62, 64

く グルコン酸クロルヘキシジン（CHG）· 42, 86
　　クロルヘキシジン（CHX）· 44, 46, 90

け 研磨剤 · 18, 31, 33, 36, 86

こ 口腔乾燥 · 48, 90, 92
　　口腔乾燥症 · 48, 92
　　口腔ケア · 90, 92
　　口腔清掃 · · · · · · · · · · · · · · 17, 26, 29, 38, 44, 80, 82, 94, 104
　　口呼吸 · 94
　　口臭 · 41, 44, 49, 94, 96
　　高齢者 · 36, 41, 45, 74, 90, 112
　　誤嚥性肺炎 · 90
　　根面う蝕 · 92, 113

117

さ	再石灰化	30, 60
	砂糖	20, 52, 54, 56, 60, 82, 84
	酸蝕症	14, 52, 54, 56, 98

し	シーラント	102, 104, 106
	歯科専売品	38, 60
	色素沈着	37, 88
	歯周組織	12, 58, 63, 70, 74, 81
	歯周病	10, 12, 16, 26, 39, 40, 42, 48, 54, 58, 62, 68, 70, 72, 74, 76, 78, 80, 83, 94, 115, 116
	歯周病菌	40, 68, 74
	歯周ポケット	12, 62, 68, 71, 92
	歯石	28, 46, 80, 92
	歯肉炎	18, 22, 24, 27, 42, 46, 49, 80
	歯磨剤	10, 17, 18, 20, 30, 32, 34, 36, 38, 40, 42, 47, 49, 86, 92, 108, 110, 112
	小窩裂溝	82, 102, 104, 106
	小児	39, 57, 88, 95, 107, 109, 110

す	水道水フロリデーション	110
	ステイン	86, 88

せ	清掃剤	18, 31, 32, 36, 86
	摂食障害	98
	舌苔	68, 90, 96
	セルフケア	46, 58, 80, 82, 88, 92
	洗口液	37, 42, 44, 46, 48, 86, 111, 113

そ	象牙質	32, 54, 82, 87, 112
	ソルビトール	60

た	唾液検査	72

て	デンタルフロス	10, 12, 26, 28, 82
	電動歯ブラシ	24

に	乳酸桿菌	82
	妊娠性歯肉炎	81

は	ハイドロキシアパタイト · 36, 47, 55, 82, 112
	発泡剤 · 30, 37
	歯ブラシ · · · · · · · · · · · · · · 12, 20, 22, 24, 27, 28, 32, 36, 38, 82, 84, 86, 96

ふ	フッ化物 · 10, 18, 20, 27, 30, 34, 36, 38, 48,
	52, 60, 84, 92, 108, 110, 112
	フッ化物洗口 · 34, 48, 108, 110
	フッ化物塗布 · 92, 108
	フッ化物配合歯磨剤 · · · · · · · · · · · · · 10, 18, 20, 34, 37, 38, 92, 108, 110, 112
	プラーク · · · · · · · · · · · · · · · · 11, 12, 16, 18, 20, 23, 24, 28, 30, 33, 36, 38,
	40, 42, 46, 48, 59, 60, 63, 80, 82, 88, 94
	プラークコントロール · 25, 36
	black stain（ブラックステイン）· 88
	ブラッシング · · · · · · · · · · · · · 10, 12, 14, 16, 18, 20, 22, 30, 32, 34, 38,
	40, 42, 47, 48, 62, 80, 82, 84, 86, 90, 92
	ブラッシング圧 · 22, 32
	ブラッシング時間 · 10, 30
	ブラッシング指導 · 10, 36, 38, 92

ほ	放射線治療 · 92
	母子伝播 · 84

み	ミュータンスレンサ球菌 · 82, 84

よ	予防効果 · · · · · · · · · · · 16, 26, 34, 36, 38, 45, 48, 60, 90, 102, 108, 111, 112

ら	ラバーダム · 106

り	隣接面う蝕 · 26, 39, 61

監著者略歴

於保　孝彦（おほ　たかひこ）
1983年3月　　九州大学歯学部 卒業
1983年4月　　九州大学歯学部予防歯科学講座 助手
1990年5月　　歯学博士号取得
1990年6月～1991年5月　　米国アラバマ大学 客員講師
1992年1月　　九州大学歯学部附属病院 予防歯科 講師
2004年5月　　鹿児島大学大学院 医歯学総合研究科 発生発達成育学講座
　　　　　　　口腔保健推進学分野（現 予防歯科学分野）教授

日本口腔衛生学会 指導医・認定医
九州口腔衛生学会 常任幹事
International Association for Dental Research 会員
American Society for Microbiology 会員
歯科基礎医学会 会員
日本口腔ケア学会 会員

Ⓠ QUINTESSENCE PUBLISHING
日本

文献ベースで歯科臨床の疑問に答える
チェアサイド Q&A　予防歯科編 PART1

2018年12月10日　第1版第1刷発行

監　　著　　於保孝彦

編　　著　　予防歯科臨床教育協議会

発　行　人　　北峯康充

発　行　所　　クインテッセンス出版株式会社
　　　　　　　東京都文京区本郷3丁目2番6号　〒113-0033
　　　　　　　クイントハウスビル　電話(03)5842-2270(代表)
　　　　　　　　　　　　　　　　　(03)5842-2272(営業部)
　　　　　　　　　　　　　　　　　(03)5842-2278(編集部)
　　　　　　　web page address　http://www.quint-j.co.jp/

印刷・製本　サン美術印刷株式会社

Ⓒ2018　クインテッセンス出版株式会社　　　　　　禁無断転載・複写
Printed in Japan　　　　　　　　　　　　　　落丁本・乱丁本はお取り替えします
ISBN978-4-7812-0658-5　C3047　　　　　　定価はカバーに表示してあります